Ich widme dieses Buch allen Patientinnen und Patienten, die unter einer chronischen Schmerzkrankheit leiden – insbesondere meiner Großmutter H. Deike, die über 40 Jahre unter Gesichtsschmerzen litt.

Marion Deike

Zahnraupen – meine Reise durch den Schmerz

Leben mit chronischen Schmerzen / atypischem Gesichtsschmerz

1. Auflage

© 2020 Marion Deike

Verlag & Herstellung:
BoD - Books on Demand, Norderstedt

ISBN: 9783751994750

Danksagung

Ich möchte allen danken, die mich durch die schwere Zeit meiner Erkrankung begleitet und mich stets unterstützt haben, ganz besonders meiner Mutter, meinem damaligen Lebensgefährten S. und meinen Freundinnen.

Ich gedenke all der lieben Menschen, die stets zu mir hielten, aber leider inzwischen verstorben sind. Ihr seid alle in meinem Herzen! Am meisten vermisse ich meine Großeltern H. und F. Deike, meine Großmutter E. Nittel und ganz besonders meinen Vater F. Deike, der im Februar 2020 seiner schweren Erkrankung erlag.

Ich danke allen, die mich ermutigt und mir geholfen haben, dieses Buchprojekt zu verwirklichen, insbesondere Angi, aber auch C., Gabi, Ursel, Karin und Sabine, die bereits vor zwanzig Jahren Teile des Manuskripts gelesen und kommentiert haben und mir dadurch wertvolle Hinweise lieferten.

Ein herzlicher Dank an Johannes Reinke für das Korrektorat und das Formatieren und Einstellen des Buches. Ich bedanke mich außerdem bei Christian Burghardt für das Coverfoto.

Ich möchte mich ganz lieb bei Annika Sandré, Regionalleiterin der Selbsthilfegruppen Nord der Migräne-Liga e. V. für ihr Engagement, ihr stets offenes Ohr und ihre wertvollen Tipps bedanken.

Ein ganz herzliches Dankeschön an Herrn Prof. Dr. med. Arne May, Leiter der Kopfschmerzambulanz der Neurologischen Klinik am Universitätsklinikum Hamburg-Eppendorf (UKE) für seine fachkundige Unterstützung und die Sichtung meines Manuskripts, insbesondere die Bearbeitung von Kapitel 26.

Abschließend möchte ich Sabina aus Wien für ihre wertvolle Unterstützung und die Bereitschaft, mir ein Interview zu gewähren, aufrichtig danken. Sabina leidet ebenfalls unter atypischem Gesichtsschmerz, hat aber im Laufe der Zeit eine enorme Verbesserung erreichen können. Ohne Sabina hätte ich mich vielleicht nie an die Veröffentlichung des Buches gewagt, denn sie hat mich am eindringlichsten dazu ermutigt!

Inhaltsverzeichnis

Vorwort

Meine Leidensgeschichte begann im Frühjahr 1996 mit diffusen Gesichtsschmerzen nach dem dritten kieferchirurgischen Eingriff (Wurzelresektion). Bis zum Jahr 2000 litt ich massiv unter permanenten chronischen Schmerzen im Gesicht und im Kiefer. Danach wurde es langsam, aber stetig besser. 2002 war ich schließlich nahezu schmerzfrei.

Durch den Austausch mit anderen Betroffenen und durch die Fachliteratur weiß ich, dass die meisten Patienten mit dieser Symptomatik einen langen und umfangreichen Behandlungsweg hinter sich haben. Je nach Fachrichtung werden ganz unterschiedliche Begründungen für den Schmerz herangezogen. Auch mir wurden die unterschiedlichsten Diagnosen gestellt wie Myoarthropathie/CMD (Craniomandibuläre Dysfunktion), Trigeminusneuralgie, Kaumuskulaturstörung, Halswirbelsyndrom (HWS-Syndrom), Phantomschmerz, vegetative Dystonie, chronische Amalgamvergiftung, atypische Trigeminusneuralgie, toxische Polyneuropathie und schließlich atypischer Gesichtsschmerz.

Meine Migräne, die erst sechs Jahre später diagnostiziert wurde, legt die Vermutung nahe, dass möglicherweise eine Wechselbeziehung zwischen den Gesichtsschmerzen und der Migräne besteht, denn Gesichtsschmerzen können – wenngleich selten – definitiv mit Migräne einhergehen.

Ich habe bereits vor zwanzig Jahren meinen Erfahrungsbericht an diverse Verlage geschickt. Da sich damals aber kein Verlag fand, der das Wagnis eingehen wollte, ein Buch über eine scheinbar so selten auftretende Krankheit herauszubringen, blieb das Manuskript in der Schublade und geriet mehr oder weniger in Vergessenheit. Als ich dann an meinem Buch über meine chronische Migräne arbeitete, sah ich mir das Manuskript über den Gesichtsschmerz noch einmal genauer an. Ich tauschte mich mit Betroffenen darüber aus und entschied mich aufgrund dessen, es noch einmal zu überarbeiten und auf den neuesten Wissensstand zu bringen. Dass mich der Hamburger Kopfschmerzspezialist Prof. Dr. med. Arne May dabei unterstützen würde, konnte ich zu dem Zeitpunkt nicht ahnen. Ich betrachte das als ganz großes Geschenk!

Professor May konnte mir bestätigen, dass mein Leidensweg genau das widerspiegelte, was er von Patienten immer wieder hörte. Die Erfahrungen seien mannigfaltig, aber im Tenor gleich. Er fragte mich, ob ich aus meiner heutigen Sicht einen „Point of no Return" identifizieren könne, also einen Punkt, an dem man ganz anders hätte handeln müssen, um die Entstehung bzw. einen entsprechenden chronischen Verlauf der Krankheit verhindern zu können. Ja, dieser Punkt lässt sich im Rückblick betrachtet tatsächlich ausfindig machen! Aus heutiger Sicht hätte ich spätestens nach der zweiten Wurzelresektion die Notbremse ziehen sollen, denn ich spürte deutlich, dass irgendetwas grundlegend verkehrt lief. Mein Kiefer war entzündet und ich hatte nach jedem chirurgischen Eingriff offenbar große Schwierigkeiten mit der Wundheilung. Eine Wurzelspitze nach der anderen entzündete sich und verursachte zunächst akute Beschwerden. Statt den dritten Zahn mit einer entzündeten Wurzel ziehen zu lassen, ließ ich mich nochmals auf eine Wurzelresektion ein – und das in einem Zeitraum von wenigen Monaten. Das war dann anscheinend der bekannte Tropfen, der das Fass zum Überlaufen brachte ... Der Schmerz wurde diffus und breitete sich aus – und nahm einen chronischen Verlauf.

Der menschliche Körper ist ein sensibles System, und es ist schwer vorauszusagen, wie empfindlich der jeweilige Patient auf sich wiederholende Eingriffe in dieses System reagiert. Wäre mir bewusst gewesen, dass solche Eingriffe zu chronischen Schmerzsyndromen führen können und dass dies deutlich häufiger vorkommt, als man allgemein annimmt, hätte ich mich damals natürlich gegen die OP entschieden. Ich hätte mehr auf mein Bauchgefühl hören sollen! Daher ist mein Rat an Betroffene, die an der Schwelle zur Chronifizierung stehen, sich sehr genau zu überlegen und abzuwägen, auf welche chirurgischen Maßnahmen sie sich einlassen. Ich würde heute nur noch Operationen tolerieren, die medizinisch wirklich absolut notwendig sind und kann dies auch nur jedem empfehlen. Akute Schmerzen sollten so schnell und so effektiv wie möglich behandelt werden! Je länger der Schmerz andauert, umso schwieriger wird es, den Schmerz wieder in den Griff zu kriegen. Nach drei Monaten spricht man bereits von einer Chronifizierung! Bei chronischen Schmerzen spielt – im Gegensatz zu akuten Schmerzen – nicht der Schmerzmelder (Schmerzrezeptor), der die Schmerzreize an das zentrale Nervensystem weiterleitet, die entscheidende Rolle, sondern die Verarbeitung innerhalb des gesamten Nervensystems. Aus diesem Grunde bleiben die gängigen Schmerzmittel in der Regel auch wirkungslos. Die beste Vorbeugung chronischer Schmerzen ist ein schnelles medizinisches Eingreifen durch die effektive Behandlung akuter Schmerzsymptome.

In meinem Erfahrungsbericht beschreibe ich nicht nur die Odyssee durch die medizinischen und naturheilkundlichen Instanzen, ich setze mich auch intensiv mit den psychosozialen Auswirkungen des Schmerzes auseinander. Kein Denken, Handeln und Fühlen bleibt vom chronischen Schmerz unberührt. Der Schmerz wirkt sich auf alle Lebensbereiche aus. Ich werde in diesem Buch also nicht nur meinen Behandlungsweg beschreiben, sondern aufzeigen, wie die Schmerzerfahrung meine Gefühle, mein Weltbild und meine Persönlichkeit geprägt und verändert hat; denn das Leben mit Schmerzen führte mich an die Grenzen meiner Belastbarkeit. Nach schweren inneren Kämpfen ist es mir gelungen, die Krankheit anzunehmen. Man hat nicht die Macht, die Schmerzen abzustellen, aber man kann dafür sorgen, dass sich die Einstellung zu einem selbst und der Erkrankung verändert.

Ich habe mit der Zeit viele Bilder zum Schmerzsyndrom und zur Migräne entworfen, sie verworfen, sie umgestaltet und mit neuem Sinn gefüllt. Ich bin dabei an Grenzen gestoßen, habe Grenzen überwunden, meinen Blick auf die Krankheit geschärft und bin zu neuen Einsichten gelangt. Wenn die gesundheitlichen Beschwerden nicht völlig verschwinden, kann man nichts weiter tun, als sich mit seinem Schicksal zu arrangieren, in dem Bestreben, die Krankheit zu akzeptieren und die Lebensqualität zu verbessern. Dies kann sowohl durch unterstützende Medikamente und wirkungsvolle Therapien als auch durch mentale Unterstützung und Verhaltensanpassung erreicht werden.

Schmerzkranke müssen stärker aus ihrer Isolation heraustreten. Sie sollten sich mit anderen Betroffenen zusammenschließen, Erfahrungen austauschen und sich gegenseitig unterstützen. Auf diese Weise haben sie ein Forum, mit dem sie sich auch an die Öffentlichkeit wenden können, um auf die Situation von Schmerzpatienten hinzuweisen und eine größere Lobby zu schaffen. Es ist wichtig zu lernen, den Schmerz und seine psychosoziale Wirkung zu begreifen und anderen nahezubringen. Nur wenn man sich Gehör verschafft, kann man erreichen, dass Schmerzkranke nicht in einer endlosen schweigenden Masse untergehen, als wären sie gar nicht vorhanden. Es gibt uns! Wir könnten gar nicht lebendiger sein, in Anbetracht unserer Situation, da der Schmerz uns ständig an unsere Existenz erinnert. Wir sind nicht nur die, die Fragen stellen, sondern vor allen Dingen auch die, die Antworten geben können. Das wird zu leicht vergessen. Betroffene haben ein Recht auf eine fundierte, ganzheitliche Schmerzbehandlung, in der die Gefühle der Betroffenen berücksichtigt, begriffen und respektiert werden und die Schmerzerkrankung nicht nur auf die Symptomatik reduziert wird.

Ich möchte Schmerzkranken Mut machen, sich aktiv für ihre Rechte einzusetzen und als mündige und gut informierte Patienten das ganze Spektrum an Hilfsangeboten auszuschöpfen. Mein Buch zeigt Mängel in der gängigen Behandlung von Schmerzkranken auf, gibt Einblick in meinen Lebensalltag und wirbt um Verständnis für die schwierige Rolle der Angehörigen von Schmerzkranken.

Zahnraupen

Winzig kleine, gefräßige Raupen bohren sich durch die Wurzelkanäle, machen sich mit anscheinend gesegnetem Appetit über meine Zähne her. Ich ahne ihr gurrendes Gekicher, wenn sie sich durch mich durchbeißen, mich zwicken und plagen, Tag und Nacht. Unaufhaltsam dringen sie in mich ein und quetschen mich aus, wie eine Zitrone. Ich spüre, wie meine Kräfte schwinden. Jede Banalität wird zur Herausforderung.

Die Zahn- und Gesichtsschmerzen nehmen und nehmen kein Ende. Ich bin verzweifelt. Das stört meine Peiniger wenig. Rücksichtslos und scheinbar zu allem entschlossen fressen sich die Raupen weiter durch meinen Kopf. Kreuz und quer nagen sie mich kaputt. Sie leisten ganze Arbeit und hinterlassen eine Verwüstung. Ich kapituliere vor ihrer Übermacht.

Die Raupen, die mich durchfurchen, sind für niemanden sichtbar. Nur ich weiß, dass sie da sind. Ich spüre sie. Beweisen kann ich das nicht. Völlig ausgelaugt warte ich Tag für Tag darauf, dass die Raupen satt sind, mich endlich in Ruhe lassen. Aber sie denken nicht daran, ihr Hunger scheint unstillbar. Ich habe buchstäblich die Schnauze voll davon.

Was wollen die von mir? Warum tun sie mir das an? Was kann sie aufhalten? Fragen, auf die ich keine Antworten erhalte. Die Raupen bleiben stumm, aber ihr Mundwerk steht niemals still. Ihre Gier ist unermesslich. Ihre Zerstörungswut hinterlässt deutliche Spuren in meiner Seelenlandschaft.

Können sich die Raupen nicht verpuppen und in harmlose, schöne, bunte Schmetterlinge verwandeln, die einfach ihre Flügel ausbreiten und davonfliegen ...?

1. Angst vorm Zahnarzt – die Vorgeschichte

Nach Aussage meiner Mutter soll ich als Kleinkind strahlend weiße und gleichmäßig geformte Milchzähne gehabt haben. Hätte es nicht so bleiben können? Meine zweiten Zähne waren in einem schlechteren Zustand und hatten sich verfärbt. Unser Zahnarzt Dr. K. erklärte meinen Eltern, dass da nichts zu machen sei. Die Farbgebung sei eine Laune der Natur und man müsse sich damit abfinden. Nun, das war nicht weiter tragisch. Grundschulkinder interessieren sich meist noch herzlich wenig für die Farbe ihrer Zähne, Hauptsache, sie tun nicht weh.

Ich hatte schreckliche Angst vor meinem Zahnarzt und machte mich schon zwei, drei Tage vor jedem Termin verrückt. Mir wurde übel, wenn ich im Wartezimmer saß und ich bekam jedes Mal schweißnasse Hände und Beklemmungen. Vergleichbare körperliche Reaktionen kannte ich nur noch von Mathematikarbeiten und später vom Verliebt sein. Ich ahnte schon, dass ich in erster Linie Angst vor Dr. K. hatte und erst in zweiter Linie vor der Behandlung. Ich konnte den Arzt nicht leiden. Er war vermutlich allgemein wenig beliebt bei Kindern, außer vielleicht bei denen, die gesunde Zähne hatten und gleich wieder nach Hause fahren durften und zur Belohnung für gute Zahnpflege ein Plastikspielzeug erhielten. Die hatten es gut. Sie stopften sicher genau so viel süßes Zeug in sich hinein wie ich, ohne dass sich ihr Gebiss gleich so gemein an ihnen rächte. Das fand ich ungerecht. Ich erlebte meinen Arzt als wortkarg, mürrisch und ungeduldig. Seine großen Hände erschienen mir wie Pranken, in denen er seine

Instrumente bereithielt. Ich wollte sie nicht in meinem Mund haben. Leider hatte ich keine Wahl; unbehandelte kariöse Zähne bereiteten auch kein Vergnügen. Wenn ich auf dem Behandlungsstuhl saß, fühlte ich mich, als hätte mein letztes Stündlein geschlagen. Ich versuchte krampfhaft meine Aufmerksamkeit auf etwas anderes zu lenken, aber es gelang mir nicht. Es kam mir so vor, als bearbeitete er mich wie einen leblosen Holzklotz. Was zählte, war offenbar der reibungslose Ablauf der Behandlung und nicht der Mensch, den er vor sich hatte. Es war in den Achtzigerjahren in der zahnärztlichen Praxis keine Selbstverständlichkeit, in besonderer Weise auf Kinder einzugehen. Sie hatten still zu halten und den Mund weit aufzusperren, etwas anderes interessierte nicht. Wir kannten unsere Ärzte seit vielen Jahren. Es war nicht üblich, sie zu wechseln. So eine Verbindung hielt oftmals ein ganzes Leben. Ich machte den einen oder anderen schwachen Versuch, meine Eltern zu einem Arztwechsel zu überreden, leider ohne Erfolg.

Die Tatsache, dass ich wirklich entsetzliche Angst vor der dominanten Persönlichkeit des Dr. K. hatte, war allerdings nicht einmal mir deutlich genug bewusst. Wie hätten es meine Eltern dann ahnen können? Sie dachten, dass ich das gleiche Theater auch bei seinen Berufskollegen veranstalten würde. Unterstützt wurde diese Vermutung noch durch die Erfahrung mit dem zweiten Arzt in derselben Praxis (seinem Schwiegervater), mit dem es auch nicht besser funktionierte. Einmal unterbrach er den Bohrvorgang, blickte böse über seinen Brillenrand und herrschte mich in einem barschen Ton an: „Halt jetzt endlich still, sonst kann ich nicht richtig arbeiten." Es wäre nicht notwendig gewesen, mich so anzuschnauzen, ich war eingeschüchtert genug. Als Viertklässlerin war mir einmal so übel, dass ich ein Riesenspektakel machte. Das blieb nicht ungestraft: Mein Vater, der mir moralische Unterstützung geben sollte, wurde ins Wartezimmer zurückgeschickt. Meine Aufregung wurde dadurch verstärkt und ich durfte unverrichteter Dinge wieder nach Hause gehen. Das verbuchte ich als kleinen Sieg über den Zahnarzt. Aber in Anbetracht der Tatsache, dass wir gleich einen neuen Termin bekamen, hielt sich meine Freude in Grenzen.

Einige Jahre später brach mir, durch einen Biss in einen kandierten Apfel, ein Stück von einem Frontzahn ab, sodass ich meine erste Wurzelfüllung im Oberkiefer erhielt. Da sich der tote Zahn dunkel verfärbte, folgte schon bald darauf die erste Krone. Der Zahnarzt sagte: „Marion, deine Zähne sind sehr weich. Du musst besonders vorsichtig beim Abbeißen sein." Mein Beißwerkzeug konnte nicht mit einem kandierten Apfel fertig werden? Manche Leute missbrauchten ihre Zähne als Flaschenöffner, aber bei mir hatte es offenbar ausgereicht, kandiertes Obst zerkleinern zu wollen, um einen Zahn massiv zu schädigen. Eines war klar: Ich hatte nicht die tadellosen Zähne meiner Mutter geerbt. Mein Vater kam schon eher in Betracht, denn auch er war ständig in zahnärztlicher Behandlung. Außerdem hatte Oma Deike seit den Fünfzigerjahren phasenweise starke Nervenschmerzen im Zahn-Kiefer-Bereich. Allerdings hatte sie eine Trigeminusneuralgie, bei der die Schmerzen blitzartig einschießen. Ihre beiden Töchter Inge und Ursel hatten über viele Jahre unter Migräne gelitten und auch Papa hatte als junger Mann starke Kopfschmerzen gehabt. Ob es sich dabei womöglich auch um Migräne gehandelt haben könnte, ist ungeklärt. Liegt diese „Kopflastigkeit" womöglich in der Familie?

Nach der ersten Wurzelfüllung ging alles Schlag auf Schlag. Eine Behandlung jagte die nächste. Es folgten zwei Operationen wegen einer Zyste im Kiefer. Mit 21 Jahren hatte ich vier Verblendkronen im Frontbereich des Oberkiefers und noch einige überkronte Backenzähne. Ich war bis zum Zeitpunkt meines Auszugs bei meinen Eltern bei Dr. K. in Behandlung geblieben, wahrscheinlich aus Gewohnheit und Bequemlichkeit – so wie alle aus der Familie.

Nach dem Fachabitur studierte ich in Bremen Sozialpädagogik. Im Frühjahr 1989 zog ich zu Hause aus und teilte mir mit zwei anderen Frauen eine Wohnung in Bremen-Hastedt. Da wir dann aber eine Eigenbedarfskündigung erhielten, mussten wir nach etwa eineinhalb Jahren wieder ausziehen. Ich suchte mir ein WG-Zimmer im Stadtteil Horn-Lehe.

Eines Tages quälten mich wieder akute Zahnschmerzen. Ich ging zu einem netten, kompetenten Zahnarzt in Horn-Lehe mit dem ich mich auf Anhieb gut verstand. Da wurde mir erst richtig bewusst, welche Rolle die Sympathie für den Arzt in Hinblick auf die Angst vor der Zahnbehandlung spielt. Ein Jahr später löste er seine Praxis auf, ohne seine Patienten vorher davon in Kenntnis zu setzen. Das fand ich sehr bedauerlich. Ich war daher gezwungen, mir einen neuen Arzt zu suchen und stieß auf einen, dessen Verhalten mich an Dr. K. erinnerte. Doch ich war zu höflich und eingeschüchtert, um gleich wieder zu verschwinden. Er verpasste mir eine äußerst unangenehme Parodontose-Behandlung,

19

bei der er mir einen Teil des Zahnfleisches wegbrannte. Anschließend teilte er mir dann mit, dass der Zeitpunkt und die Methode vielleicht doch nicht geeignet seien und man zu einem späteren Termin mit der Behandlung fortfahren solle. Der Arzt sah mich nie wieder.

Ich zog zu einer gleichaltrigen Frau mit Kind ins Bremer Buntentor. Meine neue Mitbewohnerin empfahl mir die nächste Zahnärztin.

Anfangs mochte ich meine neue Zahnärztin sehr. Sie war noch verhältnismäßig jung und wechselte auch mal ein privates Wort. Ich freute mich beinahe darauf, sie zu sehen. Ich hatte immer wieder Probleme mit meinem Zahnfleisch. Es begann bei der kleinsten Berührung zu bluten, ob beim Zähneputzen oder bei der Zahnbehandlung. Dr. S. forderte mich auf, mir mehr Mühe bei der Zahnpflege zu geben. Ich begriff das nicht, denn ich putzte mir doch regelmäßig die Zähne und Leute mit gesunden Zähnen ernährten sich auch nicht nur von Obst und Gemüse. Wer schlechte Zähne und empfindliches Zahnfleisch hat, neigt vermutlich dazu, sich mit anderen zu vergleichen. Das Problem ist nur, dass man sich nicht mit Leuten vergleichen darf, die ganz andere Voraussetzungen mitbringen. Meine genetische Veranlagung bzw. meine Mundsäurebakterien schienen die Bildung von Karies zu begünstigen. Umso wichtiger war es für mich, auf eine gute Ernährung und besondere Zahnpflege zu achten.

Ich putzte mir die Zähne also noch gründlicher, massierte mein Zahnfleisch in kreisenden Bewegungen und benutze täglich eine Mundspülung. Dr. S. lobte mich dafür und wir waren beide für eine Weile zufrieden. Ich ging regelmäßig zur empfohlenen jährlichen Kontrolle.

Manchmal schon vor dem nächsten Termin, wenn mich akute Schmerzen dazu zwangen. Ich hatte dann immer mindestens zwei, drei Termine hintereinander. Mit akuten Beschwerden ging meine Ärztin sehr radikal um. Der Zahnnerv, der im Zahnmark (auch Pulpa genannt) liegt, wurde einfach abgetötet. Mir klingt noch heute ihre vergnügte Stimme im Ohr: „Ich töte Ihnen den Nerv ab, dann macht Ihnen der Zahn keinen Ärger mehr." Ich hatte schon so viele tote Zähne im Mund und längst den Überblick verloren, wie viele es tatsächlich waren.

1991 und 1993 wurden bei mir die ersten Wurzelresektionen durchgeführt. Dabei handelt es sich um einen kieferchirurgischen Eingriff, bei dem wegen einer Entzündung an der Zahnwurzel die Wurzelspitze gekappt wird. Eine äußerst unangenehme Prozedur. Je nachdem, an welcher Stelle der Eingriff erfolgt, kann die Wundheilung auch langwierig und schmerzhaft sein. Ich hatte einen Walkman auf, da die OP über eine Stunde dauerte und von einem ohrenbetäubenden Lärm begleitet wurde. Die Wahrscheinlichkeit, so erfuhr ich später, dass die Entzündung nach kurzer Zeit wiederkehrt, liegt bei 50 %. Es stellt sich die Frage, weshalb diese Eingriffe so häufig durchgeführt werden, wenn man den Zahn sehr wahrscheinlich doch verlieren wird. Ich kann mich noch gut daran erinnern, wie schlecht es mir nach meiner ersten Wurzelresektion ging und dass die Beschwerden noch etliche Wochen anhielten.

S., ein Freund meiner neuen Mitbewohnerin, auf den ich ein Auge geworfen hatte, besuchte mich nach dieser ersten aufwendigen Zahnbehandlung. Er war ein anerkannter kurdischer Flüchtling aus der Türkei und vier Jahre älter als ich. Wir hatten uns einige Monate zuvor kennengelernt. Es war mir peinlich, dass er mich in dieser schlechten Verfassung sah. Das war wahrlich kein guter Zeitpunkt für einen Flirt. Anscheinend hatte es ihn jedoch nicht abgeschreckt, denn wir wurden zwei Monate später, im Dezember 1991, ein Paar. Im Jahr darauf beendete ich meine Ausbildung und fand eine feste Anstellung in einem Kulturzentrum. Mein Arbeitsschwerpunkt war die offene Jugendarbeit. Im März 1993 zogen mein Freund S. und ich in die erste gemeinsame Wohnung.

Im Sommer 1995 schlug meine Zahnärztin Dr. S. mir vor, meinen Oberkiefer und meinen rechten Unterkiefer zu sanieren. Dr. S. riet mir, die Frontkronen zu erneuern. Dr. K. hatte mir vier Kronen verblockt, d. h. zusammenhängend in einem Stück eingesetzt. Später erfuhr ich, dass die Krankenkassen in den Achtzigerjahren allen Ärzten Zuschüsse gezahlt haben sollen, die ihre Patienten mit solchen Kronen versorgten. Meine Zahnärztin erklärte mir: „Sehen Sie, wegen dieser Versorgung ist es unmöglich beim Zähneputzen mit der Bürste und mit der Zahnseide in die Zahnzwischenräume zu gelangen. Dementsprechend können Sie Ihre Zähne nicht ausreichend pflegen." Die Folge sei mir ja bekannt: entzündetes Zahnfleisch (Parodontitis) und Zahnfleischbluten. Das war doch einfach nicht zu fassen. Da wurde ich jahrelang kritisiert, ich solle meine Zähne besser putzen und schließlich stellte sich heraus, dass die verblockten Kronen keine ausreichende Pflege ermöglichten. Ich hatte in meinem Behandlungsbericht von einem Telefonat zwischen der Ärztin und einer Mitarbeiterin der Krankenkasse gelesen, in dem Dr. S.

22

aufgefordert wurde, mich nochmals ausdrücklich auf die Notwendigkeit der Zahnpflege hinzuweisen. Eine doppelte Ironie, wenn ich davon ausgehen muss, dass die Krankenkasse auf die Verarbeitung dieser Kronen gedrungen und sie großzügig bezuschusst hatte. Jedenfalls riet mir Dr. S., die Zähne einzeln überkronen zu lassen. Neben der Vereinfachung der Zahnpflege gebe es noch weitere Vorteile: „Wenn einer dieser Zähne mal Ärger macht, müssen nicht gleich alle Kronen abgenommen werden. Das ist lange nicht so aufwendig wie bei der alten Versorgung." Außerdem seien meine Kronen deutlich zu groß für meinen kleinen Mund, und es sei mir daher auch vom ästhetischen Gesichtspunkt aus eine kosmetische Veränderung anzuraten. Eine beinahe charmante Art, mir zu sagen: „Mädel, die Zähne machen dich hässlich." Aber sie hatte mit dieser Bemerkung einen Nerv getroffen. Ich war eitel. Die anderen Gründe leuchteten mir natürlich auch ein. Alles in allem klang es nach einem vernünftigen Vorschlag, also stimmte ich zu. Während der Vorbereitung zu dieser Maßnahme tötete Dr. S. weitere Zahnnerven ab, „damit die mir keinen Ärger mehr machten". Ich fragte mich immer, weshalb die Wurzelbehandlungen bei ihr nie so aufwendig waren, wie ich es von Dr. K. gewohnt war. Eins muss ich ihm lassen: Er arbeitete sehr sorgfältig. Er drehte immer so häufig Nadeln in den offenen Zahn, bis er absolut sicher war, dass der Zahn a-vital (tot) war. Erst dann versorgte er ihn mit der entsprechenden Füllung, was bis zu vier Sitzungen dauern konnte. Bei Dr. S. ging das immer im Eilverfahren, sie hielt sich mit so einer „Bagatelle" nicht so lange auf. Zwischenmenschlich entpuppte sie sich immer mehr als Ärztin des mir schon bekannten alten Schlages. Wir besprachen fast nichts mehr. Ich sah ein, dass sie nicht jeden Handgriff mit mir durchgehen konnte, aber ich hätte erwartet, über Eingriffe, mit deren Folgen ich schließlich leben musste, besser informiert zu werden. Was mich ebenfalls störte, war ihr Umgang mit dem Amalgam. Sie füllte mir diese silbrige Substanz in meine großflächig kaputten Zähne. Auf meine bange Frage, ob dieses Füllmaterial nicht erwiesenermaßen schädlich sei, winkte sie beschwichtigend ab. „Das ist überhaupt kein Problem. Wissen Sie, das wird von den Medien grundlos hochgespielt, und wenn es Sie beruhigt, ich selbst habe auch Amalgamfüllungen." Sie öffnete ihren Mund und ließ mich einen Blick hineinwerfen. Doch ich blieb skeptisch, da ich schon häufiger gelesen und gehört hatte, dass dieses Füllmaterial Quecksilber enthielt und nicht mehr unbedenklich verwendet werden sollte. Mein Bruder hatte sich daher bereits vor einigen Jahren *alle* Amalgamfüllungen entfernen lassen. Da ich aber nichts Genaues wusste und keinen Anlass zur unmittelbaren Besorgnis sah, vertraute ich meiner Ärztin.

Ich machte mir keine Gedanken darüber, dass es auch bei dem Material der Kronen unterschiedliche Qualitäten gab, die das Befinden der Patienten beeinflussen konnten und überließ es der Ärztin, die „richtige" Versorgung auszusuchen. Nachdem die neuen Kronen in Ober- und Unterkiefer eingesetzt worden waren, fühlte ich mich tagelang wie benebelt und bekam Durchfall. Ich nahm einen leichten Schmerz in den Frontzähnen wahr und fragte Dr. S. nach dem Grund dafür. Sie schob diese „Überempfindlichkeit" auf die erhöhte Sensibilität meiner Schneidezähne, bedingt durch den Austausch der Kronen. Das gehe in Kürze wieder vorbei. Ich ließ mich beruhigen und schob die

Verdauungsprobleme und meine Befindlichkeitsstörungen auf eine leichte Sommergrippe. Bekannte und Freundinnen erzählten mir, dass ihre Zähne ähnlich empfindlich auf Kronen reagiert hatten. Sie meinten, ich solle mir keine Sorgen machen. Was mich aber stutzig machte, war die Kontinuität meiner Beschwerden. Zuerst versuchte ich das unangenehme und wunde Gefühl in meinem Kiefer zu ignorieren, doch dann machte ich mir doch Gedanken. Im Herbst 1995 bat ich Dr. S. eine Röntgenaufnahme anzufertigen. Die Aufnahme zeigte deutlich eine Aufhellung um einen Zahn, was auf eine Entzündung schließen ließ. Also hieß es wieder hin zum Kieferchirurgen und weg mit der nächsten Wurzelspitze.

Was in den nächsten Monaten auf mich zukam, war eine Abfolge von Schmerzwahrnehmung, Diagnostik und Behandlung, die selbst den Kieferchirurgen in Erstaunen versetzte. Ich wurde von Dr. M. operiert und kam zur Nachbehandlung zu einem zweiten Arzt, der bei meinem Kieferchirurgen im Praktikum war. Ich klagte über dieselben Beschwerden an anderer Stelle, galt als überbesorgt und hatte dennoch recht. Eine weitere Wurzelspitze hatte sich entzündet. Wieder wurde ich operiert, kam zum Fäden ziehen und erklärte Dr. M: „Ich traue mich kaum es anzusprechen, aber ich habe das Gefühl, als hätte ich eine Entzündung unter einem der rechten überkronten Backenzähne." Wir holten beide tief Luft. Ungläubiges Kopfschütteln! Doch nachdem er einen Blick auf das Röntgenbild geworfen hatte, bestätigte der Arzt meine Vermutung.

Als ich aus der Praxis kam, stiegen mir Tränen in die Augen. Ich wusste ja, was mich erwartete. Vor allen

Dingen hatte ich bereits die Erfahrung gemacht, dass ein Eingriff im Bereich der Backenzähne schmerzhafter ist als im Bereich der Frontzähne. Doch davon abgesehen hatte ein ganz mulmiges Gefühl bei der Sache. Wie oft sollte ich denn noch unters Messer? Irgendwas lief grundlegend verkehrt – aber ich wusste einfach nicht, was ich tun sollte. Dr. M. operierte mich also kurz darauf ein drittes Mal.

Nach diesem Eingriff, im März 1996, wurden die Beschwerden diffuser. Ich konnte sie lokal nicht mehr einem bestimmten Zahn oder einem bestimmten Zahngebiet zuordnen. Ich erinnerte mich daran, dass nach meiner letzten Wurzelresektion im rechten Unterkiefer die Beschwerden drei Monate lang anhielten. Diese Tatsache hatte ich beinahe erfolgreich verdrängt. Aber dies hier fühlte sich irgendwie anders an. Ich nahm ein wundes Gefühl und ein leichtes Brennen wahr, als würde mir von innen Millimeter für Millimeter das Gesicht weggeätzt. Es waren nervöse Beschwerden, die sich nur schwer lokalisieren ließen und die sich anders anfühlten als ein normaler Wundschmerz, der mir ja vertraut war. Was hatte das alles zu bedeuten?

2. Die Verwandlung des akuten Schmerzes in den chronischen Schmerz

Es ist erstaunlich, wie lange man bereit und in der Lage ist, sich bezüglich seiner gesundheitlichen Lage etwas vorzumachen. Ich war da keine Ausnahme. Ich gab mich im guten Glauben an die ärztliche Heilkunst der Illusion hin, Dr. M. brächte das schon in absehbarer Zeit wieder in Ordnung, es sei eben nur eine Frage der Zeit. Meine Vorstellung von einer Zahnerkrankung reduzierte sich auf die Annahme, man habe Zahnschmerzen, werde behandelt und sei dann kurze Zeit später wieder beschwerdefrei. Ich dachte, dass ich mich eigentlich nur bereitwillig auf den Behandlungsstuhl setzen müsse, den Rest erledige dann der Arzt. Bisher hatte das immer so funktioniert, warum diesmal nicht? Eine Frage, auf die wir beide keine Antwort wussten. Mein Arzt versuchte mit allen Mitteln, mich wieder in den ursprünglichen Gesundheitszustand zu versetzen, aber leider ohne Erfolg. Je mehr wir unternahmen, desto mehr rebellierte mein Körper.

Nachdem die letzte Operationswunde äußerlich gut verheilt war, sprach Dr. M. sich für die Entfernung meiner drei Weisheitszähne aus. Er erklärte mir, es sei denkbar, dass die Weisheitszähne einen Druck auf die anderen Zähne ausübten, wodurch meine Schmerzen möglicherweise ausgelöst worden wären. Diese Einschätzung reichte mir völlig, um dem Eingriff zuzustimmen. Er war der Fachmann, er hatte die Erfahrung und wusste bestimmt, was zu tun war. Dr. M. hatte eine sehr ruhige Art. Er nahm sich Zeit für Erklärungen und arbeitete für meine Begriffe sehr professionell. Ich ließ mir alle drei Zähne auf einmal ziehen. Zwei von ihnen waren noch nicht durchgekommen und mussten daher regelrecht ausgegraben werden. Als ich nach Hause kam, war ich gut gelaunt und fragte mich, weshalb andere Leute so einen Aufstand um ihre Weisheitszähne machten. Das war doch halb so wild gewesen. Ich machte es mir auf meinem Bett gemütlich und begann ein Buch zu lesen. Keine zwei Stunden später wusste ich dann, weshalb „andere Leute" so einen Aufstand machten. Die Wirkung der Narkose ließ nach. Erst kribbelte es nur ein wenig, doch dann verstärkte sich der Schmerz immer mehr und wurde beißend und schneidend. Ich kroch auf allen Vieren über unseren Küchenfußboden, dem Schmerz fassungslos ausgeliefert. Ich wimmerte und heulte über zwei Stunden, bis ich eine leichte Besserung verspürte, die es mir ermöglichte, mich ein wenig abzulenken. Erschöpft ließ ich mich neben S. aufs Bett sinken und sah fern. Am nächsten Morgen erwachte ich mit zwei Hamsterbacken. Mein Gesicht war durch den Eingriff großflächig geschwollen. Die Schmerzen wurden erträglicher. Wie konnte ich so naiv sein, mir alle drei Zähne auf einmal ziehen zu lassen? Freiwillig würde ich das nicht wiederholen. Ich wollte alles auf einen Schlag erledigen und dachte, auf beiden Seiten Schmerzen zu haben, sei vielleicht gar nicht verkehrt, wegen des symmetrischen Ausgleichs. Eine wirklich blöde Idee.

Der akute Wundschmerz verging – die geläufigen Schmerzen blieben. Ich hatte meine gesunden Weisheitszähne umsonst geopfert. Was nun? Könnte das Amalgam doch etwas mit meinen Beschwerden zu tun haben? In der Zeit bevor die Schmerzen anfingen, hatte ich mir kaum Gedanken darüber gemacht. Doch jetzt ging es mir schlecht, mein gesamter Kiefer und meine linke Gesichtshälfte schmerzten und ich suchte verzweifelt nach der Ursache. Ich erinnerte mich wieder an die negativen Schlagzeilen über dieses Füllmaterial, die in den Medien kursierten. Die Umstände zwangen mich dazu, einen Zusammenhang zwischen meinen Schmerzen und dem Amalgam, zumindest als eine mögliche Ursache meiner Beschwerden, in Betracht zu ziehen. Ich hatte die verhängnisvolle Idee, mir in kurzen Abständen alle Amalgamfüllungen entfernen zu lassen. Verhängnisvoll deshalb, weil das Entfernen ohne entsprechende Schutzvorkehrungen gefährlicher sein soll als das Tragen des Materials, was ich zu diesem Zeitpunkt allerdings noch nicht wusste. Ich verlangte nach einem „Kofferdam", einem Gummimantel, der als Schutz um die Zähne gelegt wird. Dies allein sei jedoch als Vorkehrmaßnahme nicht ausreichend, denn das Gefährlichste an der Amalgamentfernung sei das Einatmen der Dämpfe beim Herausbohren der alten Füllungen – wurde später von einigen Alternativmedizinern behauptet. (Man muss sich allerdings fragen, wie es dann um die Gesundheit der Zahnärztinnen und Zahnärzte und ihrer Zahnarzthelferinnen bestellt ist – denn die sind diesen Dämpfen ja tagtäglich ausgesetzt!) Zusätzlich wurde eine homöopathische Ausleitungstherapie zur Entgiftung eingeleitet, doch leider ging es mir schlechter denn je.

Seit dem Frühjahr 1996 hatte ich nicht nur Zahnschmerzen, sondern litt auch noch zusätzlich an einer massiven Störung der Kaumuskulatur. Dieses Symptom versuchte Dr. M. mit einer Aufbiss-Schiene zu beheben. Dabei handelt es sich um einen Zahnschutz aus Plastik, der einen falschen Biss korrigieren kann oder verhindern soll, dass die Zähne im Schlaf zu stark aufeinander gerieben werden. Dr. M. vermutete bei mir dieses nächtliche Zähneknirschen (Bruxismus). Ich sollte die Schiene zunächst ständig und später nur nachts tragen. Anfangs schien sie zu helfen, aber vielleicht bildete ich mir das auch nur ein, weil ich es mir so sehr wünschte. Dr. M. verschrieb mir zusätzlich noch Tabletten zur Muskelentspannung, die Muskeltrancopal® hießen und eines Tages wegen ihrer Nebenwirkungen aus dem Verkehr gezogen und durch das Mittel Musaril® ersetzt wurden. Ich nahm es nur im äußersten Notfall, z. B. nach dem Einsetzen eines heftigeren Muskelkrampfes. Die Tabletten brachten Linderung. Es war das einzige Medikament, auf das meine Schmerzen überhaupt reagierten. Die üblichen, rezeptfreien Schmerzmittel waren völlig wirkungslos. Einmal beging ich den Fehler, zwei Musaril®-Tabletten zu nehmen. Ich machte daraufhin zum ersten Mal Erfahrungen mit Halluzinationen. Ich meinte einen Menschen, den ich für meinen Freund hielt, durch das Zimmer schleichen zu hören. Da es bereits dunkel war, glaubte ich skizzenhafte Umrisse einer sich bewegenden Person zu erkennen. Auf die laut in den Raum gestellte Frage „S., bist du das?" erhielt ich keine Antwort. Ich war auf einen Schlag hellwach, knipste meine Nachttischlampe an und griff nach dem Beipackzettel des Medikaments. Erleichtert stellte ich fest, dass halluzinative Erscheinungen unter den möglichen Nebenwirkungen aufgeführt waren. Ich sah also keine Gespenster, sondern hatte nur eine zu hohe Dosis von dem Mittel genommen.

Dr. M. verordnete mir Krankengymnastik für die Kiefermuskulatur, zusätzlich erhielt ich noch eine Kassette mit Anleitungen zur Muskelentspannung nach Jacobson. Bei dieser Methode geht es darum, die einzelnen Muskelpartien zuerst anzuspannen und anschließend wieder zu lockern. Als ich die Übungen zum ersten Mal hörte, stiegen mir unweigerlich Tränen in die Augen. Mein Körper fühlte sich an wie eine einzige Verkrampfung und dann hörte ich diese Stimme, die von mir verlangte, ich solle mich noch mehr anspannen. Erstaunlicherweise erfuhr ich durch diesen Wechsel von An- und Entspannung dennoch eine gewisse Linderung. (Ich war inzwischen dankbar für jeden kleinen Fortschritt.) Die Krankengymnastin, die sich auf die Behandlung meiner Kiefermuskulatur konzentrierte, war ebenfalls hilfreich. Sie stellte fest, dass mein Kaumuskel (Masseter) vergrößert und stark verspannt war und zeigte mir Übungen, die ich selbst anwenden konnte, um die Schmerzen ein wenig zu verringern.

Dr. M. erklärte mir, dass ich unter „Myoarthropathie" leide. Ich war erleichtert, endlich eine Diagnose zu erhalten. Ich versuchte in Büchern Informationen über dieses Beschwerdebild zu finden, aber ich stieß nur auf die wortwörtliche Übersetzung: Ein Schmerz im Bereich der Muskeln (Myo) und Gelenke (arthro). Es handelte sich also lediglich um eine oberflächliche Symptombeschreibung, nicht um ein eigenständiges, klares Krankheitsbild. Dr. M. und ich waren nach all den Monaten anscheinend noch keinen Schritt weiter. Ich ließ mich zusätzlich noch von einem Orthopäden untersuchen, denn mittlerweile hatte ich auch noch starke Nackenverspannungen. Er diagnostizierte ein HWS-Syndrom, eine ähnliche Verlegenheitsdiagnose wie die Myoarthropathie, wie mir schien, nur diesmal bezogen auf die Halswirbelsäule. Der Arzt verschrieb mir Krankengymnastik und Massagen. Ich wurde zum Dauergast im Rehabilitations-Zentrum und lernte eine Masseurin kennen, die sich zum einen ausgiebig mit dem Schmerzbereich befasste und zum anderen auch noch den leidenden Menschen dahinter sehen konnte. Edeltraud nahm ihre Patienten ganzheitlich wahr, als körperlich-seelische Einheit. Sie war ein wahrer Glücksgriff, denn sie hatte ein offenes Ohr für mich, versorgte mich mit wichtigen Informationen und begegnete mir mit viel Einfühlungsvermögen, Verständnis und Freundlichkeit. Sie war warmherzig und engagiert in einer Weise, wie ich es bis dahin noch bei keinem Arzt und keiner Ärztin angetroffen hatte. Ich freute mich jedes Mal sehr auf diese 20 Minuten Massage und 20 Minuten Fango. Nach Abschluss der Behandlung verabredeten wir uns privat und freundeten uns miteinander an.

Neben den Nervenschmerzen im Bereich des Kiefers, des Gesichtes und der Zähne sowie den starken Nackenverspannungen kam im Laufe des Jahres noch eine leichte, konstante Übelkeit hinzu. Bei größeren Temperaturschwankungen stellten sich außerdem regelmäßig Kopfschmerzen ein. Außerdem war ich ständig schlapp und müde und hatte das Gefühl, als sei ich durch eine Art Glasglocke von der Außenwelt abgeschirmt. Ich kann nicht mehr sagen, wann genau ich diese Beschwerden zum ersten Mal registriert habe und was davon zuerst auftrat, denn wie alle anderen Symptome waren auch diese schleichend und nicht schlagartig entstanden. Wenn ich mir das heute so vergegenwärtige, dann deutet vieles darauf hin, dass sich bereits damals Symptome zeigten, wie sie für Migräne typisch sind. Gesichtsschmerzen, teilweise in die Stirn ausstrahlend, Wetterfühligkeit mit einseitigen Kopf-schmerzen, Übelkeit, Nackenverspannungen, Konzentrationsstörungen, ein allgemeines Schwächegefühl und bleierne Müdigkeit machten mir zu schaffen. In zehn Jahren ist nie jemand darauf gekommen, dass hinter meinen Beschwerden eine unentdeckte Migräne stecken könnte oder der Gesichtsschmerz und die Migräne sich zeitweilig überlappten. Auch die Neurologen, bei denen ich in Behandlung war, hatten eine Migräne nicht in Betracht gezogen. Kann ich ihnen einen Vorwurf daraus machen? Ich bin mir unsicher. Die Migräne hat viele Gesichter, sie zeigt sich in so unterschiedlichen Facetten und ich habe zweifelsohne eine Sonderform, auf die man erst einmal kommen muss. Vielleicht habe ich ausgerechnet bei den Neurologen vergessen zu erwähnen, dass ich bei Temperaturunterschieden mit Kopfschmerzen reagiere, mein Nacken schmerzt und mir unterschwellig übel ist. Das wären deutliche Hinweise auf eine mögliche Migräne gewesen. Ich kann mich aber beim besten Willen nicht mehr daran erinnern, ob ich über diese Symptome geklagt habe, da der Gesichtsschmerz sehr stark im Vordergrund stand, und es ist müßig, darüber zu spekulieren. Tatsache ist, dass all die Jahre eine mögliche Migräneerkrankung nicht diskutiert wurde.

Ich war fest überzeugt davon, dass meine Schmerzen etwas mit den früheren Zahnbehandlungen und den operativen Maßnahmen zu tun haben mussten. Wie ließ es sich sonst erklären, dass meine gesunden Zähne im Unterkiefer völlig beschwerdefrei waren? Mir taten alle Zähne weh, die früher kariös und dann behandelt worden waren. Das bedeutete, mir taten *alle* Zähne weh, mit Ausnahme der vorderen Zähne im Unterkiefer. Mit dem Fortschreiten der Krankheit erkannte ich immer mehr, dass die Schmerzbehandlung eine Behandlung der Symptome vorsieht und sich viel zu wenig mit den Ursachen auseinandersetzt. Meiner Erfahrung nach wissen Ärzte häufig keinen Rat, wenn sie chronischen Schmerzen begegnen. Nur wenige können dies auch unumwunden zugeben. Ich machte mir keine großen Illusionen mehr darüber, die Beschwerden in Kürze loszuwerden, aber ich glaubte immer noch, sie seien die Folge einer akuten Entzündung und es sei sicher, dass ich in einigen Monaten beschwerdefrei sein würde.

Im medizinischen Sinn gilt eine Krankheit bereits nach drei Monaten als chronisch, wenn die Beschwerden an mehr als 15 Tagen pro Monat auftreten. Ich wollte mich aber nicht als chronischen, hoffnungslosen Fall sehen, denn bei dem Begriff „chronisch" schwang dieses „hoffnungslos" latent für mich immer mit. Es war eine Freundin, die es mir im Spätsommer 1996 als Erste direkt auf den Kopf zusagte: „Du kannst dich auf eine lange Behandlungszeit einstellen, Mari. Du hast eine chronische Erkrankung, das ist ganz offensichtlich. Je eher du dir das klar machst, desto besser." Ich war im ersten Moment geschockt von ihrer Offenheit, konnte nichts darauf erwidern, brütete einige Tage darüber nach und musste zugeben, dass sie recht hatte. Nach dieser schmerzlichen Erkenntnis war ich erleichtert, es endlich aussprechen zu können: Ich bin chronisch krank, habe ständig Schmerzen und werde lernen müssen, mich dieser Tatsache zu stellen.

Welche Funktion haben Schmerzen in unserem Leben?

Schmerzen geben einen Hinweis darauf, dass in unserem Körpersystem etwas im Ungleichgewicht ist. Es liegt eine Schädigung oder eine Funktionsstörung vor, die von speziellen Empfangsorganen registriert wird und als Information zum Gehirn gelangt, wodurch diese Impulse erst bewusst wahrgenommen werden können. Aus diesem Wissen resultiert, dass Schmerzen niemals unbegründet in unser Leben treten. Sie haben eine Aufgabe zu erfüllen und beginnen immer akut.

Die medizinische Definition schreibt dem akuten Schmerz die biologische Funktion zu, auf eine gesundheitliche Störung hinzuweisen, damit diese frühzeitig erkannt und gezielt behandelt werden kann. Der Schmerz übernimmt hierbei die Rolle eines Wächters, der vor einer körperlichen Erkrankung warnt. Hierbei gilt es so schnell wie möglich die Ursache der Erkrankung zu finden. Der Schmerz verhilft dazu, eine Gefahr zu entdecken, anschließend verliert er seine Bedeutung und verschwindet wieder. Bei einem chronischen Verlauf bleibt der Schmerz auch nach einer Diagnosestellung und Behandlung weiter erhalten und verliert seine Bedeutung als Warnsymptom. Der Schmerz selbst ist die Krankheit. Es handelt sich um krankhafte Befunde, bei denen anhaltende Schmerzen ohne erkennbare Ursache weiterbestehen und schwer therapierbar sind. Es ist wichtig, den Schmerz und seine Funktion zu begreifen und den Unterschied zwischen akuten und chronischen Schmerzen zu verstehen. Starke Schmerzreize können bei unzureichender Behandlung Spuren im Nervensystem hinterlassen, ein Schmerzgedächtnis ausbilden und die Empfindlichkeit für Schmerzreize erhöhen.

Meine Schmerzen hatten sich nicht in ihrer Intensität gewandelt, sondern die Kategorie gewechselt. Sie hatten sich bei einer akuten Störung gemeldet und sich dann nicht aufgelöst. Vielleicht waren Gewebe oder Nerven durch die operativen Maßnahmen so stark gereizt oder beschädigt worden, dass irreparable Schäden entstanden waren. Oder es handelte sich um eine Art Phantomschmerz, der dadurch eintreten kann, dass die Nervenfasern, die für die Empfindungen eines amputierten Gliedes verantwortlich sind, noch im Hauptnerv vorhanden sind. Diese werden im Gehirn dann zu falschen Informationen verarbeitet und als Schmerzen im amputierten, also nicht mehr vorhandenen Glied wahrgenommen. Unter dem Strich fand ich alle möglichen Erklärungen meiner andauernden Schmerzen nicht gerade ermutigend.

3. Die Schmerzstufen

Nachdem mir klar geworden war, dass ich mich wahrscheinlich auf eine längere Behandlungszeit einstellen musste, legte ich eine Krankenakte an, in der ich meine Röntgenbilder, meine bisherigen Untersuchungsergebnisse, eine kurze Darstellung meiner Beschwerden und alle möglichen Artikel rund um den Schmerz sammelte. Mit der Zeit entwickelte ich meine eigene Beurteilungsskala für den Schmerz. Ich teilte die Intensität und die Art des Schmerzes in vier verschiedene Stufen ein:

Stärke 1–2 bezog sich auf Beschwerden im Bereich der Zähne, ein unangenehmes Kribbeln und ein wundes Gefühl wie das einer Entzündung.

Stärke 3–5 bezog sich auf etwas stärkere Beschwerden, ein nervöses Kribbeln und Brennen oder auch ein leichtes Zwicken oder Beißen in den Zähnen, im Kiefer und in der Wange.

Stärke 6–8 bezog sich auf mittelstarke, zermürbende Schmerzen, ein Kribbeln und Mahlen und ein wundes Gefühl im Bereich der Zähne und des Gesichts, in Verbindung mit anschwellenden Schmerzen im Kiefer, hauptsächlich linksseitig, ein Zwicken, Beißen, Kneifen und Brennen.

Stärke 9 bezeichnete die Steigerungsform mit einem verstärkten Krampfempfinden im Kiefer und im Gesicht. Diese Stufe brachte mich physisch und psychisch an einen Tiefpunkt und schloss jede Aktivität außerhalb der Beschäftigung mit dem Schmerz aus.

Ich teilte den Schmerz in diese vier Schmerzstufen ein, da weder der Schmerz noch seine Intensität kontinuierlich waren. Die Intensität konnte sich umgehend in die eine oder andere Richtung entwickeln. Der Schmerz bot keine verlässliche, gleichbleibende Konstanz, sondern schwankte im Bereich dieser vier Stufen hin und her. Durch die Beurteilung des Schmerzes konnte ich etwas mehr Klarheit darüber gewinnen, wie er wirkte, in welchen Grenzen er sich bewegte und mit welchen Adjektiven er sich beschreiben ließ. Die Art und Weise, wie der Schmerz sich anfühlte, war mir aus anderen Zusammenhängen bekannt. Demzufolge war der Schmerz auch mit vertrauten Empfindungen verknüpft und dadurch nicht ganz so fremd und unheimlich. Das bedeutete nicht, dass es mir dadurch weniger ausmachte, ihn zu spüren.

Ich begann ein Schmerztagebuch zu führen. Darin trug ich die Schmerzstufen ein und beschrieb, zu welchen Tageszeiten die Schmerzen verstärkt auftraten oder sich verringerten. Ich erwähnte darin besondere Stressfaktoren, das Wetter und meinen Menstruationszyklus. Auf diese Weise versuchte ich herauszufinden, welche Bedingungen Einfluss auf die Schmerzintensität hatten und welche nicht. Mit der Beschreibung der Schmerzen wollte ich auch Ärzten wichtige Hinweise und Fakten liefern. Ich glaubte, dass sich meine Gesundheit wie ein Puzzlespiel wieder zusammenfügen ließ, wenn wir nur die passenden Teile dafür wiederfanden. Die differenzierte Beschreibung der Schmerzen hielt ich für eines dieser Puzzleteile.

4. Der Schmerz im Alltag

Mein Denken wurde überwiegend durch die Schmerzkrankheit bestimmt. Durch die Tatsache, dass ich den Schmerz niemals ausschalten konnte, gab es nichts mehr, was ich ohne den Einfluss und die Wahrnehmung des Schmerzes empfinden und tun konnte. So wirkte er sich zwangsläufig auf alle Lebensbereiche aus. Ich wurde immer passiver. Es bedeutete mir nicht einmal etwas zu verreisen, da ich an jedem Urlaubstag feststellen musste, dass ich lieber ohne Schmerzen gearbeitet hätte, als mit ihnen die schönste Unternehmung zu starten. Der Schmerz wertete die Dinge ab, die mir am Herzen lagen.

Ich versuchte die Menschen in meiner Umgebung so wenig wie möglich mit diesen Empfindungen zu konfrontieren. Dies bedeutete, den größten Teil meiner, wie ich glaubte, vom Schmerz manipulierten Persönlichkeit zu unterdrücken. Ich hatte Angst vor der Unkontrollierbarkeit meiner eigenen Gefühle und wurde mir selbst unheimlich. Meine Stimmung wurde immer gedrückter. Auch wenn ich fröhlich und ausgelassen wirkte, schwebte die Krankheit wie ein dunkler Schleier über mir und setzte mir gehörig zu.

Ich lernte mit der Zeit, meine Gefühle, wenn ich allein war, auszuleben und versuchte in Gesellschaft die Frau nachzuempfinden, die ich einmal gewesen war. Ich spielte die Rolle der Frau, die ich vorgab zu sein. Die Frau, die unter Schmerzen litt und unter diesem Einfluss dachte, fühlte und handelte, schien nicht mehr dieselbe Person zu sein, die ich seit 29 Jahren kannte. Ich sehnte mich danach, mich wieder ohne den Einfluss des Schmerzes wahrnehmen zu können. Nichts wünschte ich mir mehr, als wieder die zu werden, die ich zuvor gewesen war.

Es fühlte sich so an, als ob ich jede Freude und jeden Genuss mit dem Schmerz teilen müsse. Beide lagen wir auf der Lauer, um einen möglichst großen Bissen abzubekommen, und es war klar, dass er sich zuerst bedienen würde und ich nur das beanspruchen konnte, was er für mich übrig ließ. Das war unglaublich frustrierend. Ein gutes Essen, eine Massage, ein Saunabesuch, ein Kinofilm, sexuelle Intimität und was immer mir sonst noch Vergnügen bereiten mochte, konnte für mich nie dieselbe Entspannung und Freude bedeuten wie für jemanden, der sich gesund fühlte. Das war keine Frage der grundsätzlichen Einstellung, sondern des momentanen Empfindens. Wie sollte ich von der Zufriedenheit eines vitalen Menschen erfüllt sein, wenn der Schmerz dazwischengeschaltet war und mich daran hinderte, mich zu entspannen? Ich sehnte mich danach, mal wieder einer Handlung meine ganze Aufmerksamkeit widmen zu können. Ganz bei einer Sache zu sein. Konzentriert etwas Schönes aus meiner Umwelt aufzunehmen, ohne von dem Schmerzimpuls abgelenkt zu sein. Einfach nur zu essen, nur Musik zu hören, nur Zärtlichkeiten auszutauschen, ohne dies in Kombination mit dem Schmerz erleben zu müssen. Mit dem Schmerz im Kopf, dem Unwohlsein in der Magengegend und der Befürchtung, der Schmerz könnte für den Rest meines Lebens mein unerbittlicher Dreh- und Angelpunkt bleiben. Welch grauenhafte Vorstellung!

Um mich von dem Schmerz abzulenken, war es wichtig, mich viel in Gesellschaft aufzuhalten. Allerdings fand ich das gesellschaftlich-kulturelle Leben auch anstrengend, weil es mich unfassbar viel Kraft kostete, mit den gesunden Menschen mitzuhalten und ihre und meine eigenen Erwartungen im Zusammenleben zu erfüllen. Ich wollte auf nichts verzichten, obwohl mir immer klarer wurde, dass ich mit den Gesunden nicht mehr viel gemeinsam hatte und mein Leben längst aus ständigem Verzicht bestand. Ich hatte einfach nicht mehr die Kraft, den Elan und die Lebensfreude, die meine Umgebung und ich selbst von mir gewohnt waren. Ich befürchtete, meinen inneren Antrieb zu verlieren, wenn ich deutlich zeigte, in welch starkem Ausmaß mich der Schmerz beeinflusste. Solange ich es schaffte, meinen Alltag zu bewältigen, solange konnte mich auch der Schmerz nicht in die Knie zwingen. Diese Überzeugung hielt mich aufrecht. Es stellte sich nur die Frage, wie lange ich diese Durchhalteparole würde befolgen können.

Ich empfand mich selbst als langweilig, weil ich nichts wirklich Spannendes mitzuteilen hatte. Was erlebte ich denn außerhalb der Erfahrung des Schmerzes? Ich fühlte mich, wie sich vermutlich jemand mit Magen-Darm-Grippe im Schlaraffenland fühlen würde: Ich hatte alle Möglichkeiten, konnte sie aber nicht nutzen. Vom Schmerz einmal abgesehen, gefiel mir mein Leben, nur war so wenig davon für mich spürbar. Die Zeit, die mir frei zur Verfügung stand, war mit der Schmerzbehandlung ausgefüllt. Das bedeutete zwangsläufig, dass ich Abstriche bei meiner gewohnten Freizeitgestaltung machen musste. Jeder Wochentag war mit Terminen verplant, die alle mit der Schmerzlinderung und der Hoffnung auf Beseitigung der Schmerzen verbunden waren.

Montagmorgens besuchte ich den Yoga-Kurs der Bremer Volkshochschule. Dienstagmorgens ging ich zur Krankengymnastik und zur Massage ins Rehazentrum. Mittwochs musste ich vormittags arbeiten. Abends nahm ich dann an einem Bioenergetik-Kurs teil, ebenfalls ein Angebot der Volkshochschule, bei dem Entspannungstechniken aus der Körperpsychotherapie vermittelt wurden. Donnerstags war wiederum das Rehazentrum an der Reihe und freitags fuhr ich gleich nach dem Aufstehen zum Schwimmen. Zwischendurch musste ich noch die Termine bei den Ärzten unterbringen und meine krankengymnastischen Übungen machen. Ich suchte nach Schmerzliteratur und war bemüht, keine Fernsehsendung zum Thema Chronische Schmerzen zu verpassen. Um 13:10 Uhr fuhr ich in der Regel zur Arbeit und kam zwischen 22:30 Uhr und 23:30 Uhr nach Hause. Eine halbe Stunde fernsehen, meine Übungen machen, mit S. kurz den Tag besprechen, ins Bett gehen. Das war alles. Kein sehr abwechslungsreiches Leben!

Mein Alltag ließ keinen Platz mehr für Spontaneität. Am Wochenende erledigte ich den Einkauf und kümmerte mich um den Haushalt. Gelegentlich half ich S. bei seinen schriftlichen Hausarbeiten, die während seines Studiums zu erledigen waren. Die Samstagabende verbrachte ich am liebsten vor dem Fernseher. Es gab nicht mehr viel, was ich darüber hinaus noch tun wollte. Besonders dann nicht, wenn der Schmerz sich ab Stärke 6–8 nach oben bewegte. Ich hatte noch soziale Kontakte, allerdings mehr über das Telefon als über direkte Begegnungen. Das Leben der anderen schien an mir vorbeizurauschen. Ich konnte nicht mehr in gewohnter Weise nachvollziehen, was bei meinen Freundinnen passierte und von Bedeutung war. Die Schwangerschaft meiner Freundin C. zum Beispiel. Ich besuchte meine Freundin und sah, wie ihr Bauch an Umfang zugenommen hatte, spürte die Bewegungen des Kindes, wenn ich meine Hand auf ihren Bauch legte, freute mich mit ihr und war trotzdem viel zu sehr mit mir selbst beschäftigt, um wirklich in der Weise Anteil zu nehmen, wie ich es mir gewünscht hätte. Wenn ich mich verabredete, war ein Teil meiner Aufmerksamkeit nicht bei meinem Gegenüber, sondern in Gedanken bei dem Schmerz. Ich konnte zuhören, mich amüsieren und herumalbern, was durchaus meinem tatsächlichen Bedürfnis entsprach und mir guttat, aber ein Teil von mir blieb abwesend und unter der Kontrolle des Schmerzes.

Ein Tag ist so gut oder schlecht, wie der Schmerz es zulässt. Tage, an denen die fleißigen Raupen sich selbst übertreffen und ihr Teamgeist sie zu noch mehr Leistung anheizt, sind schlechte Tage für mich. Ich sehne mich nach den wenigen Augenblicken, in denen die Raupen ein wenig schwächer werden und mir einige Momente der Entspannung gönnen. Der Schmerz treibt mich immer weiter weg von den Erinnerungen an schmerzfreie Zeiten. Wie ist das eigentlich, sich gesund zu fühlen? Keine Schmerzen zu verspüren? Einen Moment lang möchte ich vergessen, dass ich einen Körper habe. Losgelöst von Beschwerden den Augenblick genießen, nur im Geist existieren, nichts anderes wahrnehmen als ein Gefühl der Freude. Wie gerne würde ich dies wieder erleben. Es macht mich traurig, dass ich nicht mehr weiß, wie es sich anfühlt, unbeschwert zu sein. Es ist schockierend, dass ich aufhöre mich daran zu erinnern, wie das ist. Was ist mit mir passiert? Ich kann nicht glauben, was da in mir vor sich geht.

Unheimliche Dinge geschehen, vollziehen sich im Inneren meines Körpers und in den Zellen meiner Gehirnwindungen. Ich versuche Erklärungen zu finden, aber es gelingt mir nicht. Es ist genauso hoffnungslos wie die Frage nach der Unendlichkeit. Was verbirgt sich hinter dem Universum und was ist dahinter? Was passiert, wenn wir alles, was Universum ist, in einem Netz einfangen? Was ist dann hinter dem Netz? Wo ist das Ende der Welt, wo hört die Welt auf zu existieren? Und was ist dahinter? Kindliche Fragen, die jeden Erwachsenen in die Knie zwingen, weil er sie nicht zufriedenstellend beantworten kann. Wenn ich herausfinden kann, wie das mit der Unendlichkeit funktioniert, werde ich auch wissen, weshalb ich mit Schmerzen leben muss, denn der Schmerz erscheint mir ebenso mysteriös.

Hey, Schmerz – was willst du von mir? Ich verstehe deine Botschaft nicht, falls du eine hast. Was soll mir der Schmerz sagen? Ich bin noch so jung, nicht einmal dreißig Jahre alt, ich hab noch so viel vor. Ich hab mir immer Kinder gewünscht, eine eigene Familie! Du verdammter Schmerz durchkreuzt meine Pläne und scheinst nicht mal mit der Wimper zu zucken, wenn du mir deine kleinen Helfer, die fiesen kleinen Zahnraupen schickst, die mich von innen zernagen. Aber so schnell gebe ich nicht auf, ich werde mit harten Bandagen kämpfen. Komm nur, mach nur so weiter, du zwingst mich nicht in die Knie, du nicht!

Worte, nichts als Worte, Gedanken, die mir Mut zusprechen sollen, Versprechungen, an die ich selbst nicht glauben kann. Worte, die wehtun, weil sie kein wirkliches Gegenüber haben, an das ich mich in meinem Schmerz wenden könnte. Der Schmerz ist in Wirklichkeit eine weiße, unberührbare Wand, die mich nicht in Kontakt mit mir und der Welt bringt, sondern mich aus dem, was das

Leben für mich ausmacht, ausschließt. Weshalb passiert mir das? Wieso bin ich gezwungen, diesen beschwerlichen Weg zu gehen? Ist es Zufall? Oder Bestimmung? Oder sind es die Gene? Irgendeine verrückte Urgroßtante, deren geheime Sünden ich ausbaden muss? Die Psychologen halten eine Menge Erklärungsmodelle bereit. Ich kann mir eins aussuchen. Die Psychologie kann mich mal …! Ich will mein altes Leben zurück und fertig!

Ich muss verrückt sein, um solche Gedanken zu haben. Aber nur das sichert mein Überleben. Verrückt zu sein bedeutet im philosophischen Sinn, seinen Standpunkt zu verrücken, um dadurch den Blickwinkel zu erweitern, der einem eine neue Sicht auf die Vorgänge gewährt. Es tut Not, diese Veränderungen vorzunehmen. Wo keine Fragen gestellt werden, können keine Antworten gefunden werden. Das würde wiederum Stillstand bedeuten, und Stillstand ist das, was ich zum jetzigen Zeitpunkt am wenigsten aushalten kann.

Also frage ich weiter und versuche mir ein Gegenüber vorzustellen, an das ich mich wenden kann. In der Hoffnung, dass ich Antworten finde, die mich weiterbringen. In der Hoffnung, die Hoffnung niemals aufzugeben, dass das Leben für mich noch etwas bereithält, für das es sich lohnt, das alles zu ertragen.

Die chronischen Schmerzen bringen mich dazu, alles auf den Kopf zu stellen und alles infrage zu stellen, über das ich bereits Klarheit zu haben glaubte. Nichts ist mehr, wie es war. Ich bin gezwungen, Grenzen zu überschreiten, von deren Existenz ich nicht einmal den Hauch einer Ahnung hatte. Der Schmerz zwingt mich, bis in den Abgrund meiner Seele zu blicken. Was dabei zum Vorschein kommen wird, mag mir noch deprimierender erscheinen als der Schmerz selbst. Der Schmerz ist wie ein Raubtier, das

mich versucht zu zerreißen, und es bedarf einer ungeheu-
ren Kraftanstrengung, mich gegen diese Angriffe zu weh-
ren. Manchmal erscheint es aussichtslos.

Der Schmerz und die Angst gehören zu den stärksten Gefühlen, die ein Mensch haben kann, und diese
Gefühlskombination erlebte ich fortwährend. Ein Leben mit Schmerzen ist ein sehr intensives Leben. Ein Leben mit starken Gefühlen, die kein anderer teilen kann,
der nicht selbst betroffen ist. Der Schmerz hat mir ganz
neue Dimensionen einer emotionalen Tiefe eröffnet. Ich
fühlte anders, fühlte über die Grenzen dessen hinweg,
was als „normal" galt. Ich hatte mich verändert und
musste erst lernen, mich in meinem neuen Leben zu-
rechtzufinden und diese Veränderung als etwas akzeptieren lernen, das von nun an zu mir gehörte. Ich bemühte mich, mein Leben so, wie es jetzt war, mit Sinn
zu füllen und hatte keinen blassen Schimmer, wie ich
das anstellen sollte.

5. Der Ansturm auf die Ärzte

Da ich überzeugt davon war, dass meine Schmerzen therapierbar seien, war ich stets bemüht, die für mich richtige Behandlungsmethode zu finden. Es zeichnete sich ab, dass Dr. M. mir nicht ausreichend helfen konnte. Im Sommer 1996 suchte ich zusätzlich die Schmerztherapeutin Frau S. auf. Ihre Fragen gingen in eine andere Richtung, als ich es bisher gewohnt war. Es ging nicht nur um das übliche Wo, Wie, Warum und Wie lange, sondern auch um Fakten, die andere körperliche Zustände und meine Gewohnheiten betrafen. Ob ich lieber in die Berge fahre oder an die See, ob ich windiges Wetter mag, ob ich Ruhe liebe oder Trubel, Fragen dieser Art. Mir war zwar nicht klar, was diese Fragen mit meinen Schmerzen zu tun haben sollten, aber irgendetwas hatte sie sich schon dabei gedacht. Frau S. war überzeugt davon, mir helfen zu können. „Das kriegen wir schon wieder hin", sagte sie aufmunternd, und ich verließ strahlend die Praxis. Sie hatte täglich mit Schmerzpatienten zu tun und schien zu wissen, wie sie mir helfen konnte. Bald würde ich wieder gesund werden, endlich wieder Boden unter den Füßen spüren. Der Gedanke machte mich glücklich und ließ die Schmerzen für einen Moment in den Hintergrund treten. Als ich ihr eine Woche später mein zahnärztliches Panoramaröntgenbild zeigte, war sie sichtlich schockiert. Ihr wäre beinahe schlecht geworden, erzählte sie mir später einmal. Mein Kiefer sah in der Tat so ramponiert aus, wie es meinem Gefühl entsprach. Es war mir ein Trost, auch von einer Ärztin die Bestätigung zu erhalten, dass mit mir nicht „alles in Ordnung" war. Von ihr zu hören, dass sie etwas sehen und wahrnehmen konnte, das ihr eine Vorstellung davon verschaffte, was mir zu schaffen machte. Frau S. war die erste Zeit sehr interessiert an meinem Fall. Ich freute mich darüber. Da die Schmerztherapie angeblich einige interessante Naturheilverfahren bot, hoffte ich auf positive Veränderungen.

Den ersten Knacks bekam unser Verhältnis, als Frau S. sich mir gegenüber unaufrichtig verhielt. Sie hatte mir von einer unabhängigen Gutachterin erzählt, an die ich mich wenden sollte, um meinen Fall beurteilen zu lassen. Sie könne den Kontakt herstellen, falls ich interessiert sei. Als ich sie eine Woche später nach der Adresse fragte, konnte sie sich weder an eine Gutachterin noch an ihr Angebot erinnern. Was hatte das zu bedeuten? Sie hätte mich in anderer Weise abwimmeln können. Sie hätte zum Beispiel behaupten können, dass die Gutachterin keine neuen Patienten mehr annimmt. Das hätte ich zwar merkwürdig gefunden, aber ich hätte es wohl auch nicht weiter hinterfragt. Es wäre dann eben so gewesen. Aber hier ging es um etwas ganz anderes. Um die Verleugnung eines Gesprächs, das definitiv stattgefunden hatte. Ich konnte mich sogar an den genauen Wortlaut erinnern. Aus mir unbekannten Gründen hatte es sich Frau S. anders überlegt. Wie sollte ich ihr nach dieser Erfahrung noch vertrauen? Ein zweiter Punkt, der sie für mich in ein schlechtes Licht rückte, war die Art und Weise, wie sie ihre Angestellten behandelte. Sie machte sich weder die Mühe, die Tür zu schließen, wenn sie ihr Personal zurechtwies, noch wartete sie ab, bis sie außer Hörweite war. Sie redete auch in meiner Gegenwart schlecht über die Arzthelferinnen. Das war mir sehr unangenehm. Es war total unprofessionell. Trotzdem war ich der Ansicht, dass sie eine kompetente Ärztin sei, und deshalb ließ ich mich weiter von ihr behandeln.

Im gleichen Zeitraum lernte ich Dr. R. kennen, einen ganzheitlich orientierten Zahnarzt in Bremen, der mir von einer Freundin empfohlen worden war. Er arbeitete mit der Methode der Elektroakupunktur nach Dr. Voll (EAV). Die EAV orientiert sich an der Wirkungsweise der klassischen Akupunktur und der Bioresonanz und misst körpereigene Ströme. Die Messungen des elektrischen Widerstands im Körper zeigen den Energiefluss der Patienten an und geben Hinweise auf organische Störungen sowie Giftdepots und Entzündungsherde im Körper. Dr. R. sagte zu mir: „Ich habe bei Ihnen eine erhöhte Konzentration an Quecksilber festgestellt, Frau Deike." Ich musste schlucken und sagte erst mal nichts mehr. Aber diese Aussage ließ mir keine Ruhe, und deshalb stellte ich mich bei einer Hautärztin vor, um mich auf Schwermetalle testen zu lassen und diesen Befund bestätigt zu bekommen. Der Test fiel negativ aus. War in meinem Körper also doch keine nennenswerte Konzentration an Schwermetallen vorhanden oder waren sie durch diese Methode nur nicht nachweisbar? Ich verlor allmählich den Überblick.

Auch in der Rheumatologie fand sich keine Erklärung für die Schmerzen. Die Ärztin teilte mir freudestrahlend mit: „Alles in Ordnung", und ich dachte nur still bei mir: Natürlich ist es gut, dass der Befund negativ ist, aber ich habe eine Störung in meinem Gesicht, die sich wie ein rheumatischer Schmerz anfühlt und offenbar ebenso hartnäckig und schwer zu behandeln ist. Was hieß in diesem Zusammenhang „Alles in Ordnung"? Natürlich behielt ich meine Gedanken für mich.

Die Ärztin war ja sehr nett, und es war nicht ihre Schuld, dass ich so nervös und unzufrieden war. Außerdem war es objektiv betrachtet eine wirklich gute Nachricht, nicht an Rheuma erkrankt zu sein.

Meine Hausärztin Dr. W. führte auf meinen ausdrücklichen Wunsch eine Neuraltherapie durch. Durch örtlich wirksame Betäubungsmittel, die äußerlich angewendet und im Bereich des Schmerzgebietes injiziert werden, sollte die Weiterleitung von Schmerzimpulsen in den Nervenbahnen unterbrochen werden. Dr. W. pikste mehrere Nadeln in mein Gesicht. Ich hoffte sehnsüchtig auf das Sekundenphänomen – so nannte man das plötzliche Ausbleiben des Schmerzimpulses nach einer Neuraltherapie. Leider erfüllte sich dieser Wusch nicht. Ich hatte das Gefühl, dass mir die Behandlung mehr schadete als guttat, denn die Schmerzen verstärkten sich noch. Wir brachen die Behandlung daher nach mehreren Sitzungen ab.

Dr. W. diagnostizierte eine Vegetative Dystonie – eine Fehlregulation des vegetativen Nervensystems ohne erkennbaren Grund. Langsam war ich entnervt von den vielen anscheinend unsinnigen Versuchen, eine Besserung zu erzielen und den unterschiedlichen Diagnosen, die mich keinen Schritt weiterbrachten. Was sollte ich denn noch tun? Warum konnte mir niemand helfen? Ich müsste doch – medizinisch gesehen – eine Herausforderung darstellen.

Mein Zahnarzt Dr. M. behandelte mich insgesamt ein Jahr. Er unternahm viele Anstrengungen, um mich gesund zu machen, der erwünschte Erfolg stellte sich jedoch nicht ein. Er überwies mich im Herbst 1996 zu dem Kieferchirurgen Prof. B., der in einer Bremer Klinik praktizierte. Der Professor sei ein hervorragender Spezialist, versicherte er mir. Ich hatte Prof. B. bereits auf einem Kongress über Kopfschmerzen gesehen. Er hatte eine mitreißende Rede gehalten und mich sehr beeindruckt. Ich setzte große Hoffnungen in seine Fähigkeiten und erwartete Kompetenz und Professionalität, ein ehrliches Bemühen, wie ich es von Dr. M. gewohnt war. Stattdessen erlebte ich Zerstreutheit, Desinteresse und Grobheit. Der Professor hörte sich meinen Fall an, warf einen flüchtigen Blick auf meine Unterlagen und begann dann mit der Untersuchung. Er zerrte an meinem Kiefer, tastete nach meinem Kaumuskel und drückte so kräftig darauf herum, dass ich meine Tränen mühsam zurückhalten musste. Manchmal sind zusätzliche Schmerzen bei Untersuchungen unvermeidbar. Dennoch hätte ich erwartet, dass er mich wenigstens vorwarnt. Ich glaube auch nicht, dass es nötig gewesen wäre, derart grob zu werden. Meine Krankengymnastin und Dr. M. konnten mich untersuchen, ohne mich in dieser Weise zu malträtieren. Prof. B. versprach mir eine ausführliche Untersuchung beim nächsten Mal. „Ich brauche mehr Zeit", sagte er. Dieses Eingeständnis klang vielversprechend.

Ich musste mir jedes Mal freinehmen, da meine Termine immer in die Mittagszeit gelegt wurden und ich mich auf eine lange Wartezeit einstellen musste. Das hätte mir nichts ausgemacht, wenn die Behandlungen erfolgreich gewesen wären. Die angeblich ausführliche Untersuchung war bei dem nächsten Termin bereits vergessen; Prof. B. erinnerte sich nicht mehr an mich. Er stellte sich mir erneut vor und fragte, was er für mich tun könne. Ich ließ mir nichts anmerken und erteilte ihm zum zweiten Mal Auskünfte über meine Beschwerden. Wenigstens half das seinem Gedächtnis wieder auf die Sprünge. Insgeheim fragte ich mich, weshalb er sich nicht die Zeit genommen hatte, schnell einen Blick in meine Akte zu werfen, um zu wissen, worum es sich handelte. Der Arzt konnte sich unmöglich alle Gesichter merken, aber er hätte sich vorher kurz über meinen Fall informieren können.

Die „ausführliche" Untersuchung beschränkte sich auf ein erneutes schmerzhaftes Abtasten meiner Kiefermuskulatur und der Bemerkung, dass irgendetwas mit meiner physikalischen Therapie nicht zu stimmen scheine. In Anbetracht dessen, wie gut mir die Behandlung im Rehazentrum tat, fand ich seinen Vorwurf unverständlich. Der einzigen Vorschlag, den er mir zu unterbreiten hatte, war die Anfertigung einer zweiten Aufbiss-Schiene. Wozu? Ich trug doch bereits eine, die meine Schmerzen nicht linderte. Er sagte: „Es gibt die Möglichkeit, eine Schiene anzufertigen, die noch präziser an das Kiefergelenk angepasst wird." Warum nicht? Ich hatte ja alle Zeit der Welt, in Ruhe auch jede noch so kleine Chance zu nutzen, die mich meinem Ziel Schmerzfreiheit näher bringen könnte.

Für die Anfertigung der neuen Schiene wurde ich einem anderen Arzt vorgestellt. Ich musste meinen Kopf auf eine Apparatur legen, die mich an einen Schraubstock erinnerte. Mein Kopf wurde, wiederum ohne ein Wort der Erklärung, fixiert. Ich war nicht mehr zimperlich, seit ich meine Angst vor Zahnärzten überwunden hatte, aber in diesem Gerät bekam ich Platzangst. Um es vorweg zu nehmen: Die zweite Schiene verbesserte die Situation auch nicht. Bei der dritten Begegnung mit Prof. B. stellte er sich mir wieder vor. Ich sagte: „Wir kennen uns bereits", und er erwiderte: „Ach, ja richtig, Sie waren schon mal hier." Ich war mir sicher, dass er keinen blassen Schimmer hatte, wer ich war.

Ich fragte ihn, ob er mir denn nichts über die Entstehung von Myoarthropathie sagen könne, und er setzte zu einem kleinen Vortrag an: „Bei mir zu Hause stehen eine Menge Bücher zu diesem Thema im Regal, aber letztlich ist das Phänomen der anhaltenden Schmerzen völlig ungeklärt. Dieses Problem ist als eine mögliche Folge operativer Eingriffe bekannt. Es gibt Patienten, bei denen durch Operationen im Kieferbereich Schmerzen ausgelöst werden. Ihr Röntgenbild zeigt keine nachvollziehbare Begründung für das Problem, Sie sind medizinisch gesehen richtig versorgt worden. Ich kenne Personen, deren Zähne und Kiefer in einem offensichtlich viel schlechteren Zustand sind, ohne dass sie über Schmerzen klagen, was aus medizinischer Sicht wiederum ganz erstaunlich ist." „Wie viele Betroffene mit meiner Symptomatik behandeln Sie denn und wie verfahren Sie mit den chronischen Fällen?", wollte ich wissen. Der Professor erwiderte: „Ich habe eine ganze Reihe von Dauerschmerzpatienten. Jede Woche kommen über zehn neue Fälle von Myoarthropathie hinzu. Bei den meisten von ihnen bleiben die Beschwerden chronisch. Es ist nicht gerade die beliebteste Patientengruppe, die sich ein Arzt wünscht und man ist eigentlich froh, wenn man sie weiterverweisen kann oder sie einfach wegbleiben." Diese Antwort verschlug mir die Sprache. Es entsetzte mich, mit welch einer schonungslosen Offenheit der Professor mir begegnete. Er redete mit mir wie mit einer Unbeteiligten. Ich konnte nicht unbeteiligt und abstrakt an dieses Thema herangehen. Ich war selbst Patientin und gehörte zu dem unbeliebten Patientenkreis, den er nicht in seiner Klinik haben wollte. Während unserer Unterhaltung hatte ich nicht den Eindruck, dass er mir auf unmissverständliche Art vermitteln wollte, dass ich nichts von ihm zu erwarten habe, ich hatte eher den Eindruck, als habe er für einen kurzen Moment nicht bedacht, wen er vor sich hatte; dies passierte ihm schließlich nicht zum ersten Mal. Was immer ihn auch dazu bewog, ob Gedankenlosigkeit oder Berechnung, es war mir unmöglich, einen vierten Termin zu machen. Wozu auch? Man hätte es mit einer dritten Aufbiss-Schiene versucht, die dreidimensional wirken sollte. Dabei fragte ich mich, weshalb mir diese Schiene, bei meiner schwerwiegenden Symptomatik, nicht gleich empfohlen wurde. War das alles, was ein Spezialist mir anzubieten hatte? Ist diese Herangehensweise für die Patienten nicht eher von Nachteil, weil die Betroffenen auf ihr erkranktes Körperteil reduziert und nach einseitigen Maßstäben beurteilt werden? Nach meiner Einschätzung haben viele Ärzte einen Tunnelblick. Ihnen fehlt ein tiefgreifendes Verständnis für die Gesamtproblematik mit all ihren unterschiedlichen Facetten und Möglichkeiten. Der Schriftsteller Henry Miller hat das sehr schön ausgedrückt: „Spezialisten sind Leute, die nur eine Saite auf ihrer Fidel haben."

Auch der Besuch bei dem Kieferorthopäden Dr. K, zu dem mich Dr. M. geschickt hatte, brachte mich nicht weiter. Meine Zähne seien bereits in einem zu schlechten Zustand für eine orthopädische Korrektur, hieß es. Als ich resigniert nach Hause kam und in den Spiegel blickte, sah ich voller Entsetzen, dass die Untersuchung blaue Flecke auf der linken Wange verursacht hatte. Durch die grobe Art von Prof. B. war ich ja einiges gewohnt, aber ich fand es ungeheuerlich, dass ich übersät mit Blutergüssen war. Ich sah aus, als sei ich verprügelt worden. Das wäre bei korrekter Untersuchung sicher zu vermeiden gewesen.

Schließlich kam der Tag, an dem mein Zahnarzt Dr. M. mir unmissverständlich sagte: „Es gibt nichts, was ich noch für Sie tun kann. Ich habe alle Behandlungskonzepte ausgeschöpft." Mit anderen Worten: Ich sollte mich nach einem anderen Arzt umsehen. In gewisser Weise fand ich es sehr fair, dass er ehrlich zugab, an einen Punkt angelangt zu sein, an dem er nicht mehr weiterwusste. Erstens wurde dieses Eingeständnis selten gemacht und schon gar nicht, ohne dem Patienten eine Mitschuld an dem fehlenden Behandlungserfolg zu suggerieren, und zweitens bot sich vielleicht die Chance, bei meiner weiteren Suche endlich Hilfe zu erfahren.

Ich konsultierte verschiedene Ärzte unterschiedlicher Disziplinen und probierte alles aus, was mir empfohlen wurde, was ich als schmerzlindernd empfand und wovon ich mir Besserung erhoffte. Ich ließ nichts unversucht, war für alles offen, forschte in jede Richtung.

Viel Bewegung tat mir gut. Ich fand es schön, mich bei der Bioenergetik auspowern zu können. Die Stille des Yogas fiel mir schwerer, aber auch sie hatte eine positive Wirkung auf das Schmerzempfinden, zumindest für einige Minuten oder mit etwas Glück sogar für ein paar Stunden. Im Vegesacker Spaßbad stellte ich mich immer unter den Massage-Duschstrahl und ließ mir das Wasser direkt auf den Kopf prasseln. Das war eine wahre Wohltat. Ich hätte stundenlang darunter stehen bleiben können. Aber das alles war ein Tropfen auf den heißen Stein. Der Erfolg war nie von Dauer.

Die Zahnschmerzen rückten in den Hintergrund, viel schlimmer waren die Gesichtsschmerzen. Mehr oder weniger durch Zufall entdeckte ich, dass eine Creme, die S. nahm, um seine gelegentlichen Rückenschmerzen zu lindern, meine Beschwerden ebenfalls positiv beeinflusste: Finalgon®. Das ist eine Wärmecreme mit Tiefenwirkung, die zu einer Gefäßerweiterung der Haut und einer Verbesserung der Durchblutung führt. Da Finalgon® bis tief in die Muskulatur hineinwirkt, lockert sich die verspannte Muskulatur und lindert die Schmerzen. Etwas poetischer ausgedrückt: Ich hatte das Gefühl, dass das Finalgon® wie kleine, heilsame Blitze in die Muskulatur eindringt und die Wange „atmen" lässt. Auf diese Weise konnte ich mir wenigstens selbst ein wenig Linderung verschaffen und fühlte mich dadurch nicht mehr ganz so ausgeliefert. Ich hatte dem Schmerz etwas entgegenzusetzen. Ohne die Creme wagte ich mich zwei Jahre lang nicht mehr aus dem Haus. Sie war mein Wundermittel, der kleine Gegenschock, der in meiner Wange pulsierte und mich von dem primären Schmerz ablenkte. Diese kleine Tube hat mich durch die schwerste Zeit meines Lebens begleitet und war mein wertvollster Besitz: wie grotesk! Ich hätte auf alles andere verzichtet, nicht jedoch auf diese blau-rote Tube, die man für ein paar Mark rezeptfrei in der Apotheke kaufen konnte. Wenn ich sie zufällig zu Hause vergessen hatte, machte mich das ganz nervös. Wenn es möglich war, kehrte ich um und holte sie, oder ich kaufte eine neue Packung in der Apotheke. Ich hatte daher immer mindestens zwei, drei Tuben in Gebrauch, die ich sicherheitshalber zu Hause oder in der Arbeit in irgendwelchen Taschen griffbereit hielt. Es war das einzige Mittel, das ich über einen längeren Zeitraum nutzte, was etwas zu helfen schien, eine beruhigende Wirkung hatte und mich tröstete – mehr als eine Umarmung und liebe Worte.

Ich sperrte mich innerlich immer noch dagegen, meine Krankheit als chronisch oder, schlimmer noch, unheilbar zu betrachten. Meine Schmerzen resultierten doch aus einem akuten Geschehen, nämlich den Kieferoperationen, das hatte mir der Professor doch mehr oder weniger bestätigt. Ich lieferte den Ärzten alle Fakten, warum reichte das nicht aus, um meinen Fall zu lösen? Welche Teile des Puzzles fehlten denn? Die wissenschaftliche Medizin schien viel weniger über chronische Schmerzen zu wissen, als ich es von ihr erwartet hätte. Die Medizin war so weit fortgeschritten. Es ist heutzutage so viel möglich, dachte ich. Ärzte konnten lebensnotwendige Organe entnehmen und anderen Menschen einpflanzen. Man war in der Lage, bösartige Tumore vollständig zu entfernen. Es war möglich, Wachkomapatienten zurück ins Leben zu holen und siamesische Zwillinge zu trennen – aber es schien unmöglich, meine chronischen Gesichtsschmerzen zu beseitigen oder wenigstens erträglicher zu machen. Es fiel mir schwer, das zu begreifen.

Es war ein schreckliches Gefühl, mich in bestimmten Phasen körperlich und emotional krank, erschöpft und elendig zu fühlen, aber von medizinischer Seite keine Hinweise oder Bestätigung zu erhalten, weshalb es mir so schlecht ging. Ohne eine entsprechende Diagnose fehlt auch die nötige Ernsthaftigkeit und Sorgfalt in der Behandlung. Wenn die Empfindungen der Patienten

nicht mit den messbaren medizinischen Werten über-
einstimmen, hat man halt Pech gehabt und wird nach
Hause geschickt. Früher oder später geht man den Leuten ins Netz, die von der Verzweiflung der Patienten
profitieren und ihnen skrupellos das Geld aus der Tasche ziehen.

*Warum verschreibt man mir keine wirkungsvollen
Schmerzmittel für den Notfall? Wieso kommt niemand
auf die Idee, mir Medikamente zu verordnen? Oder gibt es
schlichtweg nichts, was mir helfen könnte? Weshalb werde
ich nicht ernst genommen? Weil ich mir nicht deutlich genug anmerken lasse, wie sehr ich leide?*

Schmerz muss sichtbar, im Sinne von ersichtlich,
sein. Schmerz muss unüberhörbar sein und sich zu erkennen geben. Ein schmerzverzerrtes Gesicht verrät
Leid, ein gekrümmter Körper macht darauf aufmerksam. Lautes Schluchzen oder Weinen lässt erkennen,
dass jemand ganz offensichtlich in einer schlechten Verfassung ist. Solche deutlichen Anzeichen gab es bei mir
nur selten, denn das machte ich meistens mit mir allein
aus. Der Schmerz war auch nicht nur wegen seiner
spürbaren Intensität unerträglich, sondern viel mehr
wegen seiner Kontinuität. Er war nicht laut und schwer,
sondern leise und unauffällig.

Ich sprach mit Ärzten im Allgemeinen immer sehr
sachlich über meinen Zustand. Ich erteilte Auskünfte
über frühere Behandlungen, machte klare Aussagen zu
meiner Schmerzsymptomatik und meiner Schmerzintensität und führte meinen Aktenordner vor, aber ich
sagte nie: „Es geht mir sehr schlecht. Verordnen Sie mir
bitte unbedingt etwas gegen die Schmerzen. Ich halte
das nicht mehr aus." Ich glaubte immer, einen klaren

Kopf behalten zu müssen, um die Ärzte mit wichtigen Informationen versorgen und genau erfassen zu können, was sie dazu zu sagen hatten. Außerdem wollte ich nicht als hysterisch gelten. Heulende Patienten werden nicht so gern gesehen, dachte ich. Meine Befürchtung war auch, dass man das Schmerzphänomen als psychosomatisch abtut, wenn ich mich zu sehr gehen lasse. Ich wollte nicht als psychiatrischer Fall eingestuft werden, sondern die organische Ursache für meine Schmerzen finden, um sie endlich loszuwerden. Deshalb riss ich mich zusammen und bemühte mich um Haltung und Objektivität. Außerdem fühlte ich mich nun auch nicht pausenlos zum Heulen. Ich weinte zwei- bis dreimal die Woche, meistens allein und gelegentlich vor meinem Freund. Trotz meiner Erklärungsversuche ist es mir rückblickend unbegreiflich, warum ich nie darauf gedrungen habe, dass ich wirkungsvolle Medikamente erhalte und warum auch kein Arzt auf die Idee kam, mir welche anzubieten. Es war einfach nie Thema.

Die Monate verstrichen. Draußen wurde es winterlich kalt. Die Schmerzen blieben. Ausgerechnet im Kopfbereich, im Gesicht musste der Schmerz sich eingraben. Mir war unbegreiflich, warum ich unter solchen Bedingungen leben musste. Irgendetwas mussten die Ärzte doch übersehen haben. Hatte ich etwas Wichtiges vergessen zu erwähnen, was das Puzzle vervollständigt hätte? Gab es keine Schraube, an der man drehen konnte, um den Schmerz auszuschalten? Ich wollte die Tatsache, dass ich unter chronischen Schmerzen litt, einfach nicht wahrhaben, obwohl ich mich in jedem Augenblick davon überzeugen konnte, dass sie da waren. Die Schmerzen konnten sich für mich nicht realer anfühlen. Aber Zahnschmerzen waren doch bekanntermaßen das Paradebeispiel einer akuten Störung. Wie konnte es zu diesem chronischen Verlauf kommen? Was hatte das alles zu bedeuten? War ich falsch programmiert? Gab mein Körper falsche Signale? Oder deutete mein Gehirn Signale falsch? Gab es unentdeckte Störungen, die abgestellt werden konnten? Bildete sich mein Hirn die Schmerzen nur ein? Ich verstand nicht, warum ich so leiden musste, und niemand konnte mir eine Erklärung dafür liefern.

Die Krankheit zehrte mich auf und machte mich unendlich traurig. Ich wollte heraus aus diesem Labyrinth, in dem es nichts gab außer Angst und Perspektivlosigkeit. Was ich spürte, war die nackte Verzweiflung. Ich bin noch nie in meinem Leben so ratlos gewesen. Normalerweise ließen sich schlechte Erfahrungen positiv beeinflussen, sie waren eine Frage der Zeit oder der inneren Einstellung. Ich wusste immer, dass die Zeit für mich arbeitete. Diese eine Stunde musste ich überstehen oder den einen Tag, eine Woche, einen Monat, vielleicht ein Jahr? Diesmal war es anders. Ein Ende war nicht absehbar. Früher hatte ich viele Wünsche; seit ich Schmerzen hatte, hatte ich nur noch den einen Wunsch, nämlich die Schmerzen endlich loszuwerden.

6. Verständnislosigkeit

Winter 1996/97: Die Jahreszeit passte zu meiner Trostlosigkeit. Draußen war es ungemütlich und stürmisch, in Bremen regnete es unentwegt, und ich verbrachte das Wochenende meistens zu Hause. Ich hatte immer weniger Lust auszugehen. Wenn ich in Gesellschaft war, versuchte ich mich so natürlich wie möglich zu verhalten. Was war in Anbetracht meiner Situation natürlich, was war normal? Ich war mir nicht mehr sicher, die Grenzen hatten sich verschoben. Abends wurden meine Schmerzen häufig stärker, sodass ich es ohne Finalgon® und Gesichtsmassage kaum aushalten konnte. Ich hatte die Muskeltabletten in den Papierkorb geworfen, nachdem ich erfahren hatte, dass man das Mittel wegen der Nebenwirkungen vom Markt genommen hatte. Auch das Folgemittel Musaril® hatte ich aufgebraucht. Folglich standen mir keine weiteren Medikamente mehr zur Verfügung.

Wenn ich zu einem Geburtstag eingeladen war, saß ich mit halbseitig gerötetem Gesicht (durch das Einreiben mit Finalgon®) in einer Gruppe von fröhlichen Leuten, die sich prächtig zu amüsieren schienen, und massierte so unauffällig wie möglich meine verkrampfte Gesichtsmuskulatur. So hatte ich mir meine Freizeitgestaltung nicht vorgestellt.

Ich fühlte mich wie im falschen Film. Das *wirkliche* Leben war das Leben der anderen, nicht meins. Mein Leben beschränkte sich auf die mir selbst mechanisch erscheinenden Abläufe, die der Alltag mir weiterhin abverlangte. Aufstehen, waschen, Zähneputzen, essen, Termine wahrnehmen, zur Arbeit gehen, sich nichts anmerken lassen. Gut drauf sein, weil es mein Job ist, junge Menschen bei Laune zu halten, nach Hause gehen, die Gute-Laune-Maske ablegen, heulen, mich zusammenreißen, meine physiotherapeutischen Übungen machen, durchhalten, Erholung im Schlaf finden, aufstehen, waschen, Zähneputzen ...

Mein innerer Auftrag war das Durchhalten. Wenn der Schmerz kommt, dann lach ihm ins Gesicht und biete ihm die Stirn! Es war eine Überlebensstrategie, ihm auf diese Weise zu trotzen, aber unter dem Einfluss der chronischen Schmerzen war dies mit einer ungeheuren Anstrengung verbunden. Alles in mir war Schmerz, einen geschützten Rahmen gab es nicht. Der Schmerz war bedrohlich, sowohl von außen als auch von innen. Die Ansichten anderer Menschen wurden mir fremd. Die Hoffnung auf Besserung war ein kleines, loderndes Fünkchen, lächerlich winzig gegenüber der mächtigen Energie meiner negativen Gefühle. Ich hatte dem Schmerz nicht mehr viel entgegenzusetzen, und er schien es zu merken und plusterte sich noch mehr auf.

Meine Schmerztherapeutin, Frau S., hatte mir bislang auch nicht wesentlich helfen können, dabei hatte ich zu Anfang so große Hoffnung in ihre Behandlung gesetzt. Ich bekam Injektionen, Echinacea® zur Stärkung der körpereigenen Abwehr. Ich stellte meine Ernährung um und schluckte Bakterienkulturen, um meinen Darm zu sanieren. Das war alles schön und gut, aber es durchbrach mein Leiden nicht, und deshalb sah ich nicht viel Sinn darin und wurde sehr ungeduldig. Nach wie vor fühlte ich mich im falschen Körper und war nicht bereit, die Krankheit hinzunehmen. Ich wollte mich nicht Schritt für Schritt vorantasten, sondern meine Gesundheit wie einen Pokal überreicht bekommen, und zwar unverzüglich und nicht irgendwann in ferner Zukunft. Ich suchte nach dem Schalter, der den Schmerz einfach abstellte.

Meine Schmerzstufe lag die meiste Zeit bei 6–8, immer häufiger sogar darüber. Das war mehr, als ich verkraften konnte und ging über meine Toleranzgrenze. Mein Schmerztagebuch lieferte keine verlässlichen Hinweise auf irgendwelche nachvollziehbaren Zusammenhänge bezüglich Stress, Wetter oder Menstruationszyklus.

Ich war erfüllt von Trauer, Angst und Wut und wollte dieses schmerzvolle Leben nicht mehr. Ich wurde immer mutloser und regelrecht verbittert. Wie lange noch? Wenn mir diese Frage doch jemand hätte beantworten können. Wenn die Aussicht bestanden hätte, dass ich nur noch ein paar Wochen oder Monate mit Schmerzen hätte leben müssen, dann hätte ich das tapfer ertragen. Doch es gab kein Versprechen in dieser Hinsicht, nicht die kleinste Veränderung, kein Zeichen, keinen Hoffnungsschimmer, nichts. Ich hatte zwischendurch depressive Phasen, ließ mir aber außerhalb der eigenen vier Wände immer noch möglichst wenig anmerken. In Wirklichkeit fühlte ich mich kurz vor einem inneren Kollaps. Doch mich anderen wortgewaltig mitzuteilen hätte meine Fassade vermutlich zum Einstürzen gebracht. Ich unterhielt mich in meinem sozialen Umfeld fast nur über meine Schmerzbehandlung. Dies reichte schon aus, um bei den meisten Leuten Entsetzen oder Abwehrreaktionen auszulösen.

Meine ausufernden Gefühle hielt ich die ganze Zeit unter Verschluss. Wenn ich sie ausgesprochen hätte, hätte ich vermutlich tatsächlich einen Nervenzusammenbruch erlitten. Nur S. sah mich weinen, erlebte meine Verzweiflung, sah, wie ich versuchte meinen Schmerz weg zu massieren. Ich konnte es ihm nicht ersparen, mich in diesem Zustand zu sehen. Ich brauchte einen Verbündeten in meiner unmittelbaren Umgebung. Jemanden, der mich liebte, dem ich vertraute und der mich akzeptierte, so wie ich war. Der mich ertragen konnte und bereit war, das alles mit mir durchzustehen. Es war zu dieser Zeit bestimmt nicht einfach, mit mir zu leben und ich war so froh, meinen Freund an meiner Seite zu haben.

Ich war häufig launisch und unkonzentriert und brauchte meine ganze Kraft und Aufmerksamkeit für die Arbeit und den Erhalt meiner sozialen Kontakte – zu Hause ließ ich mich zweifellos mehr gehen. S. war unglaublich geduldig und verständnisvoll. Er liebte und respektierte mich anscheinend auch innerhalb eines Zeitraumes, ich dem ich mich selbst unausstehlich fand. Ich hatte ihm gegenüber ein schlechtes Gewissen, weil ich immer gereizter wurde. Manchmal provozierte ich ihn, mäkelte an ihm herum und war nicht mehr in der Lage, zwischen einem echten Streitgrund und einem von mir unnötig provozierten Streit, der durch meine schlechte Laune zustande kam, zu unterscheiden. Es versteht sich von selbst, dass S. nicht all meine Angriffe ritterlich auf den Schmerz schieben und jedes Mal darüber hinwegsehen konnte. Wir hatten uns immer häufiger in der Wolle, meistens wegen irgendwelcher Kleinigkeiten. Ein unerledigter Abwasch konnte mich bereits zur Weißglut treiben. Je mehr ich den Boden unter den Füßen zu verlieren drohte, desto wichtiger nahm ich Äußerlichkeiten. Wenn ich schon keine Kontrolle über die Vorgänge in meinem Körper haben konnte, so wollte ich doch zumindest in einem ordentlich geführten Haushalt leben. Da ich aber selbst nicht die Kraft hatte, mich eingehend um den Haushalt zu kümmern, erwartete ich von S., dass er das übernahm. Damals hätte ich es ihm nicht in dieser Deutlichkeit vermitteln können, weshalb ich plötzlich so viel Wert auf Ordnung legte. Ich musste das innere Chaos in mir damit kompensieren. S. und ich stritten uns zwar, aber wir vertrugen uns auch schnell wieder. Wir hatten beide gleichermaßen das Bedürfnis, Unstimmigkeiten möglichst schnell beizulegen und konnten nicht einschlafen, bevor der Streit aus der Welt geschafft war. Ich wollte vermeiden, dass der Schmerz einen Keil zwischen uns trieb. Liebe und Freundschaft war das, was ich am nötigsten brauchte. Das war etwas, das mir die Kraft gab, all die Strapazen zu überstehen. Ich fühlte mich verantwortlich für die Menschen, die ich liebte und die mich liebten. Ich war nicht allein auf der Welt. Es gab Menschen, die wollten, dass ich bei ihnen blieb und kämpfte – und ich wollte sie nicht enttäuschen.

7. (Keine) Worte für den Schmerz

Es ist unmöglich, körperlichen Schmerz authentisch in Worten auszudrücken und für andere in seiner ganzen Tragweite und Bedeutung nachvollziehbar zu machen. Es ist aber möglich, den Schmerz zu beschreiben und mit vertrauten Gefühlen und entsprechenden Bildern zu vergleichen, in denen sich Ängste und Sehnsüchte widerspiegeln. Worin liegt wissenschaftlich betrachtet die Schwierigkeit, den Schmerz in Worte zu fassen?

Elaine Scarry, Autorin des Buches *Der Körper im Schmerz* (siehe Quellen im Anhang) beschäftigt sich genau mit dieser Fragestellung. Der Schmerz ist objektlos, also nicht gebunden an eine äußere Materie. Jeder andere Wahrnehmungszustand hat ein Objekt außerhalb des Körpers. Beim Hunger ist es das Essen, bei der Liebe ein Partner oder eine Partnerin und bei der Trauer ein Verstorbener. Man hat Angst vor etwas oder hat Angst um jemanden. Man sieht und hört etwas in der Außenwelt, was andere Menschen ebenfalls wahrnehmen und dadurch bestätigen können.

„Der Schmerz ist nicht Schmerz von oder nach etwas, sondern nur er selbst." (Scarry, S. 242)

Die Autorin schreibt es der Objektlosigkeit des Schmerzes zu, dass er sich nur schwer in eine materielle oder sprachliche Form bringen lässt.

„Jeder Zustand, der permanent ohne Objekt ist, führt zur Erfindung." (S. 242)

Der Schmerz kann nie direkt beschrieben werden, sondern muss mit einer rhetorischen Figur verglichen werden. Der Schmerz fühlt sich an, als ob ...!

*„Mein Schmerz fühlt sich an, als ob winzig, kleine, gefrä-
ßige Raupen sich durch meine Wurzelkanäle bohren ..."*

Ein weiterer, wichtiger Aspekt ist die fehlende Identifikationsmöglichkeit mit den Kranken. Wenn man erzählt, dass man unter Schmerzen leidet, so erscheint
dies einer anderen Person als etwas Fremdes, etwas,
dass nicht durch ihre eigene Sinneswahrnehmung bestätigt werden kann. Das bedeutet, die Erfahrung des
Schmerzes kann nicht am eigenen Körper erlebt, überprüft und somit nachvollzogen werden. Die Mitteilung
„Ich habe Schmerzen" beschäftigt die Person, die diese
Botschaft empfängt, nur für den Augenblick und gerät
im nächsten Moment in Vergessenheit. Ich will ein Beispiel geben: Wenige Minuten, nachdem eine Freundin
von mir erfahren hatte, dass ich mich sehr schlecht
fühlte und starke Schmerzen hatte, fragte sie mich ganz
erstaunt: „Ist irgendwas mit dir nicht in Ordnung?" Es
lag nicht daran, dass meine Gesprächspartnerin mir
nicht zugehört hatte, als ich sie über meinen Zustand in
Kenntnis setzte, sondern daran, dass sie die übermit-
telte Botschaft nicht verstehen und nachvollziehen
konnte. Befinden sich beide in einer gefühlsmäßig ganz
ähnlichen Situation, wird ganz anders darauf Bezug genommen. Die Freundin könnte dann zum Beispiel sagen: „Du hast doch vorhin gesagt, dass du Hunger hast.
Ich habe auch Appetit und würde jetzt gern etwas essen." All das, was einer anderen Person direkt zugänglich ist, erfährt mehr Aufmerksamkeit und Verständnis
und bietet eine Identifikationsmöglichkeit. Die Reali-
tätswahrnehmung chronisch schmerzkranker und gesunder Menschen sind nicht miteinander vergleichbar.
Scarry spricht in diesem Zusammenhang von einer
„unüberwindbaren Mauer". Sie schreibt dazu:

„Jemand, der von Schmerzen heimgesucht wird, nimmt den Schmerz mühelos wahr, ja, er kann es gar nicht vermeiden, ihn wahrzunehmen; für die anderen dagegen ist mühelos gerade, ihn nicht wahrzunehmen (es ist leicht, den Schmerz des anderen zu übersehen; selbst wenn man sich nach Kräften bemüht, mögen Zweifel bleiben, ob er wirklich da ist, und es bleibt auch die verblüffende Freiheit, seine Existenz zu leugnen; wenn man ihn jedoch unter Aufbietung aller Aufmerksamkeit wahrnimmt, dann ist, was man da wahrnimmt, in seiner Unannehmlichkeit nur ein Schatten dessen, was der wirkliche Schmerz ist).

Für einen Menschen, der Schmerzen hat, ist der Schmerz fraglos und unbestreitbar gegenwärtig, sodass man sagen kann, Schmerzen zu haben sei das plausibelste Indiz dafür, was es heißt, Gewissheit zu haben. Für den anderen indes ist dieselbe Erfahrung so schwer fassbar, dass von Schmerzen zu hören als Paradebeispiel für Zweifeln gelten kann. So präsentiert der Schmerz sich uns als etwas Nichtkommunizierbares, das einerseits nicht zu leugnen, andererseits nicht zu beweisen ist." (S.12)

Es geschah ganz automatisch, dass ich Bilder in meinem Kopf entwarf und sich Gefühle dazu formulierten, aber die meisten davon behielt ich für mich. Etwas zu denken und zu fühlen ist eine Sache, sich mitzuteilen eine andere – ein wirklicher Austausch schien unmöglich. Ich wollte meine Umgebung mit meinem Gefühlschaos nicht erschrecken, aber ich suchte nach einem Ventil, einer Möglichkeit, mich auszudrücken und mich dadurch emotional zu erleichtern. In mir entwickelte sich eine lebendige, kreative Kraft, die ich zum

Schreiben nutzte. Für mich selbst waren die Texte und Gedichte, die ich schrieb, wie eine Aufräumaktion in meinem Kopf, die mir mehr Klarheit, Struktur und Sicherheit verlieh.

Indem ich den Schmerz einkreiste, mich wie eine Schlange um ihr Beutetier immer enger und in kleinen Windungen um ihn herumschlang, bot sich mir die Gelegenheit, ihn genauer zu erfassen und mit dem, was er in mir anstellte, in Verbindung zu setzen. Es war die einzige Gegenwehr, die ich zur Verfügung zu haben glaubte, ihn mit Worten zu attackieren, so wie er es auf der Gefühlsebene mit mir zu tun schien. Das Leid, das ich beschrieb, löste sich natürlich nicht auf, indem ich es formulierte, aber es wurde durch Worte ergänzt, die dem bloßen Erleben eines Schmerzes ohne Worte den Schrecken, die Schärfe und die Ohnmacht entzogen. Gesunde Menschen, so befürchtete ich, würden in dem Chaos nur Chaos sehen, Widerwillen und Mitleid empfinden und mich auf meine Krankheit reduzieren. Also machte ich das besser mit mir allein aus. Dabei setzte ich alle Hebel in Bewegung, um all den traurigen Gedanken zu entkommen, die ich in meinen Texten beschrieb. Ich fühlte und lebte zwei völlig unterschiedliche Leben. Mein Innenleben war isoliert und chaotisch und mitunter eine einzige Qual. Doch nach außen lebte ich mein gewohntes Leben scheinbar weiter wie bisher. Ich brauchte Stabilität und Zuversicht in meinem Alltag. Das gab mir Sicherheit und die Gewissheit, dass der Schmerz nicht alles zerstören konnte, was ich mir aufgebaut hatte und mir wichtig war. Ein Teil meiner Umgebung war informiert über die Fakten meines Zustands, aber nicht über die Auswirkungen, die damit verbundenen Gefühle. Ich behielt diese so lange für mich, bis ich das Gefühl wiedererlangte, ich sei so gefestigt und mein Leben wieder stabil genug, um andere Menschen damit vertraut zu machen, was es heißt, zwei Leben zu führen. Der Schmerz hatte mich in eine Person mit zwei unterschiedlichen Identitäten gespalten. Die eine funktionierte und die andere zog sich zurück und spürte, dass der Schmerz einfach alles verändert hatte. Es war eine Form, die als schizophren bezeichnet werden kann, nicht im Sinne eines klinischen Krankheitsbildes, sondern im Sinne einer Doppelorientierung.

Im Schmerz gefangen

Der Schmerz schob sich langsam tastend in mein Leben und nahm das Zepter fest in seine Hand. Nun lässt er mich nach seiner Pfeife tanzen, wie eine Marionette, die nur dadurch zum Leben erweckt wird, dass jemand an ihren Fäden zieht. Meine Wahrnehmung hat sich komplett auf den Schmerz verlagert. Es scheint nichts anderes von wirklicher Bedeutung zu geben, und gleichzeitig kommt mir das alles so unwirklich vor. Anfangs glaubte ich, der Schmerz statte mir nur einen kurzen Besuch ab, doch dann musste ich einsehen, dass er mehr mit mir vorhatte als ein flüchtiges Abenteuer. Er schickte mir seine unermüdlichen kleinen Helfer, die winzig kleinen Raupen, die sich von innen durch mein Gesicht beißen, sich in mir verhaken, sich festkrallen, gnadenlos über mich herfallen. Wie eine hungrige Meute stürzen sie sich auf mich und ich sehe mich außerstande, mich zu wehren. Ich bin außer mir, bin ihnen chancenlos ausgeliefert, in einem unfairen Kampf mit unfairen Mitteln und gnadenlos überlegenen Gegnern.

Ich kann meinen Schmerz lindern, aber zu keiner Zeit beenden, mit Ausnahme der Stunden, in denen mich der

Schlaf in eine heile, schöne, schmerzunempfindliche Welt hineingleiten lässt. Doch ich muss zurückkehren, zurück in mein Leben, in dem ich mich selbst wie eine Fremde fühle. Eingeschlossen in einem Körper, der mir nicht mehr vertraut ist, verliere ich die Orientierung und kann nicht begreifen, was geschehen ist. In mir breitet sich ein Gefühl der Leere aus. Meine Lebensgeister scheinen sich mehr und mehr von den Raupen einschüchtern zu lassen. Der Schmerz lässt mich nicht los, überwacht mich, ohne über mich zu wachen. Kontrolliert mich in einer Mission, die außer Kontrolle geraten ist. Ist mir in jedem Augenblick meines Lebens vertraut und führt dazu, dass mein Vertrauen in mich und die Welt abhandenkommt.

Ich bin in jedem Augenblick meines Lebens in dem Schmerz gefangen, fange an durchzudrehen, drehe mich im Kreis, kreise um den Schmerz und er um mich, wie eine Katze, die versucht, ihren eigenen Schwanz zu fangen. Der Schmerz hat sich ungefragt in mein Leben gedrängt und schiebt meine Wünsche beiseite. Hat von mir Besitz ergriffen wie ein böser Geist, der sich durch nichts vertreiben lässt. Das macht mir Angst! Er lässt mich nicht einen Schritt allein gehen, folgt mir überall hin, hat keinerlei Respekt vor mir.

Ich möchte mir am liebsten mein Gesicht vom Leib reißen, als könnte ich den Schmerz damit beenden.

Was immer ich tue, der Schmerz hat sich bei mir einquartiert und denkt nicht daran auszuchecken. Ich bin die Wirtin eines unliebsamen Gastes, den ich unfreiwillig beherberge und dessen Abreisetag mir unbekannt ist. Leider lässt er sich nicht von mir vor die Tür setzen. Er scheint Widerhaken zu besitzen, mit denen er sich in mir verankert. „Du blöder Schmerz machst mir mein Leben kaputt. Ich will, dass Du verschwindest."

Ein kraftloser Appell, der als ungehörtes Echo zu mir zurückkehrt. Der Schmerz ist nicht zu beeindrucken, ich kann ihm nicht drohen, ihm nicht schmeicheln, er gewährt mir keine Gnade. Er ist einfach nur da und bleibt, wo er ist. Bleibt beharrlich in meinem Mund. In diesem sensiblen Bereich meines Körpers hat er sich eingenistet und verlässt seinen Brutplatz nie.

8. Die Monotonie des Schmerzes

Nehmen wir einmal an, der menschliche Körper wäre eine Schallplatte und der Schmerz ein Kratzer auf der Platte. Die Nadel, die für die Lebensenergie steht, schafft es nicht, diesen Mangel auszugleichen, was dazu führt, dass ständig derselbe Ton in derselben Frequenz erzeugt wird. Es gibt keinen Ton davor und nicht die Aussicht auf einen Ton danach, es gibt nur die Aneinanderreihung vieler kurzer Augenblicke, von denen einer so lang ist wie ein Wimpernschlag. Der Fluch liegt in der Wiederholung! Man bleibt in der Eintönigkeit dieses Tones gefangen, es gibt keine Möglichkeit, ihn abzustellen. Dieses Bild mag in besonderer Weise für Menschen gelten, die unter Ohrgeräuschen leiden. Es passt aber im übertragenen Sinne auch auf alle chronischen Schmerzzustände, bei denen gleichförmige, schmerzhafte Impulse wahrgenommen und empfunden werden. (Man nimmt Schmerz wahr, weil man ihn als Schmerz registriert und man empfindet Schmerz, weil er wehtut.)

Bei mir unterschied sich eine Art Grundschmerz, der immer und in gleicher Weise wirkte und ein Schmerzgeschehen, das sich in der Wahrnehmung einer lokalen Bestimmung und Intensität wandelte, vorüberging und wiederkehrte. Die Monotonie des Schmerzes und die Gewissheit, dass der „Ausschaltknopf" in dieser Konstruktion fehlte, machte das Ertragen dieses Impulses so unerträglich; dieses ausweglose „Immer", die ständige Gegenwärtigkeit des Schmerzes, die mich nicht zur Ruhe kommen ließ.

Ohne Abwechslung oder eine Pause scheint unaufhörlich ein und derselbe Punkt zum Ziel der Attacke zu werden und es scheint absolut nichts zu geben, was den Schmerz dazu bewegen könnte, auch nur einen Millimeter von seinem Standort abzurücken. Nicht die Schmerzintensität bringt mich um den Verstand, sondern diese grausame Dauerpräsenz.

Ich kann keinen Urlaub von dem Schmerz beantragen, es gibt nie eine Auszeit. Der Schmerz geht in die Verlängerung und hat alle Zeit der Welt, seine Trümpfe gegen mich auszuspielen, und ich renne wie von Geisterhand geführt durch mein Leben. Laufe davon wie ein gehetztes Tier. Ich versuche vor dem Schmerz zu fliehen, versuche mir zu entkommen und muss in völliger Erschöpfung erkennen, dass es zwecklos ist. Ich bin in jedem Augenblick meines Lebens mit ihm konfrontiert, mit diesem monotonen Gleichklang, dem stillen unbarmherzigen Ruf einer Verletzung, in einer Vernetzung von Verletzungen, die ich nicht erkennen kann und anscheinend auch kein anderer. Ich erlebe eine Erschütterung in meinem Leben, die keinerlei Sinn zu haben scheint. Erlebe einen Schmerz, der nichts bewegen kann und sich nicht bewegen lässt. Es fühlt sich an wie der freie Fall aus schwindelerregender Höhe, der mich nie dort hinbringt, wo ich hin will. Ich falle und falle immer weiter in die Tiefe und komme niemals an. Wie in diesen Albträumen, aus denen mich nur das Erwachen erlösen kann. Aber dies ist kein Traum, es ist ein Geschehen, das mich im bewussten Zustand quält. Der nächste Morgen ist außerstande, mir die bittere Erkenntnis zu ersparen, dass mein Schlaf mein geschütztes Leben und mein Wachzustand ein bewusst erlebter Albtraum ist.

Der Wecker schrillt und reißt mich aus der angenehmen Stille des Schlafes, in dem ich meinen Peinigern entfliehen kann. Der Wecker tickt beständig und regelmäßig im Gleichklang der Beißwerkzeuge meiner zuverlässigen Raupenkolonie, die sich an die Arbeit macht, noch bevor ich die Augen öffnen kann. *Gönnt mir doch noch ein paar Minuten Schlaf, der mir die beglückende Illusion eines schmerzfreien Lebens lässt! Aber einmal aufgewacht, kann ich nicht mehr einschlafen. Mein Blick ist an den Wecker geheftet, meine Aufmerksamkeit konzentriert sich auf das monotone, aber verlässliche Ticken, das mir den Schlaf raubte und meine Raupen zu neuem Leben erweckte. Wütend starre ich den Wecker an. Er tickt weiter, wie sollte es auch anders sein? Der Wecker tickt, weil er dazu gemacht ist zu ticken. Er tickt nicht, um mich zu ärgern. Vielleicht ist das mit dem Schmerz genauso, vielleicht sollte ich ihn mit einem Wecker vergleichen, der tickt, weil er dazu gemacht ist zu ticken. Der Unterschied besteht nur darin, dass ich den Wecker an die Wand werfen kann. Gegen den Schmerz hingegen bleibe ich machtlos. Jeder Angriff auf ihn ist ein Angriff auf mich selbst. Ich kann ihn nicht bekämpfen, ohne mir selbst damit zu schaden. So langsam komme ich dahinter, wie stark wir miteinander verbunden sind …*

9. Fragen über Fragen

Ein Jahr des Leidens hatte dazu geführt, meine Einstellung zu mir, zum Schmerz, zum Leben und zum Tod zu verändern. Solange man nicht am eigenen Leib erlebt, was es bedeutet, sein gewohntes und geliebtes Leben bedroht zu sehen, denkt man viel abstrakter über sein Leben nach. Wenn man plötzlich spürt, wie der eigene Körper sich anscheinend gegen einen richtet, versucht, etwas, das ihm nicht guttut, loszuwerden und erbittert kämpfen muss, um den Alltag zu überstehen, ändert sich die Einstellung in ganz vielen Bereichen. Ich fürchtete mich immer weniger vor dem Tod, denn durch die Schmerzkrankheit hatte er seine Bedrohung verloren. Je näher ich mich dem Tod fühlte, desto weniger Angst machte er mir. Das war eine völlig neue Erfahrung für mich. Seit meiner Kindheit fürchtete ich mich vor dem Sterben. Es heißt, Kinder hätten ein viel natürlicheres Verhältnis zum Tod, gingen selbstverständlicher mit ihm um, doch auf mich traf das ganz sicher nicht zu. Als ich klein war, fand ich die Gewissheit, eines Tages mein Leben zu verlieren, unerträglich.

Kindern wird beigebracht, dass es Gesetze und Regeln gibt, an die man sich halten muss. Die Einhaltung dieser Regeln ist an das Versprechen geknüpft, dass einem nichts Schlimmes geschieht, wenn man „brav" ist. Wie fügten sich Krankheit und Tod in dieses Bild? Wenn ich mich bemühte, „ein guter Mensch" zu sein, geschah mir dann nichts? Unfug! Das Leben konnte in jedem Augenblick zu Ende sein, egal wie sehr man sich bemüht hatte, alles richtig zu machen. Der Tod fragte nicht nach richtig oder falsch, nur das Gewissen.

Die Fragen und die Kritik der Kinder sind viel intelligenter, als die Erwachsenen es ihnen zutrauen, das merkt man spätestens dann, wenn man selbst an den Ursprung dieser Fragen zurückkehren muss, weil einen Angst und Verzweiflung dazu treiben. Genau in dieser Situation fand ich mich wieder. Ich begann wieder die einfachsten Dinge infrage zu stellen und kam mir vor wie ein hilfloses Kind oder ein Wesen von einem anderen Planeten. Ich hatte meine Ängste nicht einkalkuliert. Die Angst brachte mich dazu, Fragen über Fragen zu stellen. Ich wusste alles und doch nichts über das Leben. Ich glaubte auf kein Wissen mehr zurückgreifen zu können und war mir nicht mehr sicher, was ich über das Leben wusste und was ich zu lernen hatte.

Wer bin ich? Welche Funktion hat der Schmerz? Worin besteht meine Daseinsberechtigung? Brauche ich eine? Was im Leben ist von wirklicher Bedeutung? Was ändert sich an der Art, wie ich Dinge beurteile, durch die Belastung des Dauerschmerzes? Welche Ziele möchte ich verfolgen? Wie kann ich sie erreichen?

Ich war unvorbereitet in dieses schmerzerfüllte Leben gegangen. Man ist nie vorbereitet auf eine solch schwerwiegende Veränderung, denn bis es so weit ist, scheint es immer nur die anderen zu betreffen. Warum ich, fragt man sich. Warum passiert mir das? Es kommt einem vor wie eine Bestrafung. Aber ich hatte mir doch nichts Gravierendes zuschulden kommen lassen, und es ging mir gut, bis der Schmerz in mein Leben trat. Ich hatte eine Arbeit, die mir Spaß machte, ein intaktes Sozialleben, ich hatte ein sehr gutes Verhältnis zu meinen Eltern, das Zusammenleben mit meinem Freund verlief bis dahin harmonisch und unkompliziert – ich brauchte keine Krankheit, um mich auf Missstände hinweisen zu lassen. Die Probleme, die auftauchten, konnte ich selbst in die Hand nehmen, wozu also pfuschte mir der Schmerz dazwischen?

Ich fühlte mich mehr und mehr zurückversetzt in mein kindliches Denken und fing an, mich mit mir selbst wie eine Zehnjährige über den Schmerz zu unterhalten. Der Schmerz ergab keinen Sinn. Brauchte es einen Sinn? War der Schmerz vernünftig? War der Schmerz die Quittung für schlechtes Benehmen oder einen mangelnden Glauben? Ich musste etwas säuerlich über meine eigenen Fragen schmunzeln. Dennoch suchte ich weiter nach einer Erklärung für den Schmerz. Stellte immer wieder Fragen, auf die ich keine Antwort finden konnte. Machte mich selbst damit verrückt.

Die Fragen über die Entstehung des Schmerzes quälten mich, auch wenn ich mir in lichten Momenten sicher war, dass es keinen ursächlichen Zusammenhang geben konnte zwischen meiner bisherigen Lebensweise und dem Eintritt des Schmerzes. Ich musste es aushalten lernen, auf diese wichtigen Fragen keine Antwort zu erhalten:

Woher kam der Schmerz und wie und wann würde er wieder verschwinden? Hatte ich Einfluss darauf oder nicht? Gab es etwas, um den Schmerz auszuschalten? Ich konnte einfach nicht aufhören, darüber nachzugrübeln.

10. Am Abgrund

Ich bin nicht mehr die, die ich war und werde nie mehr die werden, die ich gewesen bin!

Ich hatte den Glauben an meine Gesundheit verloren. Früher war der Wunsch nach Gesundheit kaum mehr als eine Floskel unter einer Grußkarte. Eine Selbstverständlichkeit, über die ich nicht weiter nachdachte. Erst durch meine Erkrankung wurde mir deutlich bewusst, dass Gesundheit das Wichtigste im Leben ist – so banal das auch klingen mag. Es gibt vieles im Leben von Bedeutung, aber ohne eine gute Gesundheit erscheint alles von Bedeutung sinnlos.

In meiner Arglosigkeit dachte ich immer, mir würde nichts zustoßen. Ich setzte mich keinen besonderen Risiken aus. Ich trank selten Alkohol, ernährte mich halbwegs vernünftig, führte ein für meine Begriffe ganz normales, unauffälliges Leben.

Wer weiß seine Gesundheit wirklich zu schätzen, solange sie uns keinen Ärger macht? Wir wissen nicht, wie gut es uns geht, solange es uns gut geht. Wir nehmen das als etwas völlig Selbstverständliches hin. Als hätten wir ein Anrecht darauf. Es gibt so viele Menschen, die so leichtsinnig mit sich und ihrem Körper umgehen, sich freiwillig vergiften oder Raubbau an ihrem Körper betreiben. Sie haben keine Ahnung, was sie dabei aufs Spiel setzen. Es werden Schönheitskorrekturen durchgeführt, die unglaublich viel Geld kosten und wohl kaum eine Verbesserung der Lebensqualität darstellen – im Gegenteil: Nicht selten kommt es zu erheblichen gesundheitlichen Risiken oder schlimmen Spätfolgen. Es müsste viel strenger überwacht werden, welche Eingriffe wirklich sinnvoll und medizinisch vertretbar sind und ob die behandelnden Ärzte überhaupt die entsprechende Qualifikation mitbringen. Seit ich krank geworden war, hatte sich meine Einstellung zu dieser Thematik drastisch verschärft. Doch ich muss zugeben, dass auch ich leichtsinnig mit meiner Gesundheit umging, denn seit es mir so schlecht ging, gab es hin und wieder Phasen, in denen ich allen Vorbehalten zum Trotz zur Zigarette griff. Ich bildete mir ein, dass mich das Rauchen beruhigte. Ich wusste, dass ich mir damit schadete und konnte es trotzdem nicht lassen. Ich musste mich an irgendetwas festhalten.

Mein Körper kämpfte gegen einen unbekannten Feind, und ich wusste nicht, wie ich ihn schützen sollte. Ich versuchte ihm Mut zuzusprechen, wärmte ihn in der Sauna, gönnte ihm Massagen, bewegte ihn im Wasser, verwöhnte ihn mit leckeren Speisen, rieb ihn mit wohltuenden Ölen und Salben ein – doch er reagierte auf diese Liebkosungen mit einem Achselzucken. Das enttäuschte mich und richtete meinen Zorn auf ihn. Wir wurden einander immer fremder. Je mehr mein Körper litt, desto mehr lehnte ich ihn ab. Ich wusste, dass ich ihm Unrecht tat, dass ich ihn nicht bestrafen durfte und ihn in jeder erdenklichen Weise unterstützen musste, aber es fiel mir unendlich schwer. Ich wollte einfach nicht mehr in diesem Körper leben. Meine Psyche litt, weil mein Körper mir jede Freude versagte. Wie sollte ich ihn denn unter diesen Umständen noch lieben? Um ehrlich zu sein: Ich hasste ihn!

In ganz schlechten Momenten träumte ich davon, dass ich einer imaginären, übergeordneten Kraft den Vertrag anbot, alles, was mir lieb und teuer war, aufzugeben und für den Rest meines Lebens auf einer Robinson-Insel mein Dasein zu fristen, wenn ich im Gegenzug dazu die Garantie erhielte, meine Schmerzen für immer loszuwerden. Ich war machtlos gegen diese fixe Idee. Sie kam und sie ging zum Glück auch wieder. Es war der Versuch, auf jede nur erdenkliche Weise nach Auswegen zu suchen. Der Verstand wurde ausgeschaltet, weil es mich zu sehr deprimierte, auf ihn zu hören. Die Aussicht auf ein Leben mit Schmerzen war schrecklicher als die Vorstellung, ein Leben lang allein zu sein. Die Einsamkeit konnte ich überwinden – die Schmerzen nicht, davon war ich fest überzeugt.

Nach und nach wurde ich auf alle, die mit einer guten Gesundheit gesegnet waren, neidisch und gönnte ihnen weder ihre Sorglosigkeit noch ihr Vergnügen. Am unerträglichsten war für mich der Besuch von Tanzveranstaltungen. Diese ausgelassenen, freudestrahlenden Menschen zu beobachten, die ihre vor Kraft strotzenden Körper geschmeidig und graziös zur Musik bewegten und zur Schau stellten, wie wohl sie sich in ihrem Körper fühlten. Zu sehen, wie viel Spaß sie hatten und wie vital sie waren, frustrierte mich. Manchmal konnte ich die offensichtliche Lebensfreude anderer kaum ertragen, es tat mir zu sehr weh, diese Unbeschwertheit selbst nicht mehr empfinden zu können. Ich fühlte mich aus der Gemeinschaft ausgeschlossen und unendlich einsam. Niemand ahnte, wie weit entfernt ich mich von ihnen fühlte, und ich sorgte dafür, dass das so blieb. Ich wollte die Zuwendung, die ich erhielt, nicht aufs Spiel setzen. Warum sollte ich das riskieren? Ich wusste, dass meine neidischen Gedanken unfair waren, dass ich kein Recht dazu hatte, anderen Menschen ein Vergnügen zu missgönnen, das ich mir selbst so sehnlichst wünschte. Ich schämte mich dafür. Gegen diese neidvollen Gedanken wehren konnte ich mich allerdings nicht.

Ich hätte mir nie das Leben nehmen können, allein deshalb, weil ich das den Menschen, die ich liebte und die mich liebten, nicht antun konnte. Aber ich begann mich immer mehr nach dem Tod zu sehnen. Ich erwartete ihn wie jemanden, der Dinge für einen erledigt, für die man selbst keine Kraft aufbringt. Er sollte einfach über mich kommen und mich aus meinem Elend erlösen.

Meine Sehnsucht nach dem Tod basierte auf dem Wunsch nach Schmerzfreiheit und der bitteren Befürchtung, dass es für mich auch in Zukunft kein Leben ohne Dauerschmerzen geben würde, was mein Leben sinnlos und trist erscheinen ließ. Genau genommen wollte ich zu keiner Zeit mein Leben verlieren, sondern immer nur die Schmerzen! Ich war mir nur nicht mehr sicher, ob es sich noch lohnen würde, mein Leben um den Preis dieser Einschränkungen weiterzuführen. Der chronische Schmerz schien nicht zu meinem Leben zu passen. Er war für mich wie ein Fremdkörper, der sich versehentlich zu mir verirrt hatte und wieder abgestoßen werden musste.

Die Menschen in meiner Umgebung, die nichts von meinen negativen Gedanken ahnten, lobten mich für meine Geduld und meine Tapferkeit. Was für ein Trugschluss. Ich verdiente keine Bewunderung. Ich hatte mir dieses schmerzvolle Leben nicht ausgesucht. Ich hatte nicht die Wahl zwischen einem Leben mit und ohne Schmerzen, begriff das denn niemand? Ich musste dieses Leben ertragen oder es beenden, das waren die beiden einzigen Entscheidungen, die ich selbst treffen konnte. Aber nicht einmal die Entscheidung stand mir offen, da Suizid für mich nicht infrage kam. Ich war also zum Weiterleben verurteilt. Wer hätte geahnt, dass ich das Leben einmal wie eine Bestrafung empfinden würde? Ich am allerwenigsten. Ich, die immer das halbvolle Glas gesehen hatte und nicht das halbleere. Der Sonnenschein, die Frohnatur, das Mädchen mit dem verschmitzten Lachen! Jetzt sah alles anders aus. Ich war überzeugt davon, dass mein Körper diesem Dauerstress nicht ewig standhalten konnte und hielt es für möglich, dass ich tatsächlich in absehbarer Zeit sterben würde. Es müsste schon ein Wunder geschehen, um diese schwere Krise zu überwinden. Schon jetzt fühlte ich mich in Besitz eines Körpers, der schon fast dem Tode geweiht war, während mein Geist diesen Zustand noch gnadenlos kommentierte. Ich glaubte zu fühlen, wie das Leben aus dem Körper wich und sich langsam, aber sicher auf den Tod zubewegte. Wenn es soweit wäre, wollte ich diesen letzten Schritt allein gehen, wie ein tapferer Indianerhäuptling einsam auf dem Berg sterben. Der Tod versprach Ruhe und Erlösung, ich begegnete ihm angstfrei, aber das Sterben empfand ich als qualvoll. So quälend, weil es so langsam und unberechenbar vonstattenging und weil ich das Leben ohne den Schmerz so liebte und vermisste.

Als gesunder Mensch wären mir solche negativen Gedanken niemals in den Sinn gekommen, sie wären mir total fremd oder vielmehr befremdlich vorgekommen. Aber ich fühlte mich schwerkrank und war es vermutlich auch, und das löste diese erschreckenden Gedanken aus. Ich fühlte mich so verloren und verlassen wie noch nie in meinem Leben. Innerhalb eines Jahres war ich zu einer neidischen, freudlosen grauen Maus geworden, die ganz mechanisch funktionierte. Ich erkannte mich selbst nicht wieder. Nur weil es Menschen gibt, die mich lieben, bin ich zum Weiterleben verdammt, dachte ich in diesen Momenten. Zu diesem Zeitpunkt war es nahezu unvorstellbar, dass sich an meinem Zustand jemals etwas ändern würde ...

In meinen allerschlimmsten Momenten hatte ich düstere Visionen darüber, wie es mit mir weitergehen könnte. Die Vorstellung, dass ich die Menschen, die mir nahestanden, immer wieder mit meiner Leidensgeschichte konfrontieren müsste, war für mich schier unerträglich. Besonders S. gegenüber hatte ich ein furchtbar schlechtes Gewissen. Er sollte nicht mit ansehen müssen, wie ich körperlich und seelisch immer mehr zerfiel, bis eines Tages nicht mehr viel von mir übrig sein würde. Hatte ich überhaupt das Recht, ihn länger an mich zu binden? In etwas besseren Phasen versuchte ich immer gutzumachen, woran in schlechten Phasen nicht zu denken war. Ich kochte ihm etwas Schönes oder lud gemeinsame Freunde zum Essen ein. Ich fuhr in die Stadt und kaufte ihm ein Geschenk oder bot ihm meine Hilfe bei verschiedenen schriftlichen Arbeiten oder Behördengängen an. Ich zwang mich dazu, eine Fröhlichkeit an den Tag zu legen, die ich längst nicht mehr empfand. Aber es war anstrengend, den Schein zu wahren. Und eine Frage stellte ich mir immer wieder: Hat man überhaupt noch das Recht auf eine intakte Beziehung, wenn bei einem selbst nichts mehr intakt ist und das womöglich so bleibt? War es zu verantworten, dass mein Freund das alles mit mir durchleben und durchleiden musste? Fühlte er sich vielleicht schon längst ganz unglücklich mit mir und traute sich nur nicht, die Beziehung zu beenden? Diese Überlegungen gingen mir nahe, aber ich traute mich nicht, sie meinem Freund gegenüber auszusprechen, aus Angst vor möglichen Konsequenzen, aus Angst, meine Befürchtungen könnten ins Schwarze treffen.

Die Schmerzen hatten einfach mein ganzes Leben infrage gestellt und ich hatte das Gefühl, dass mir überhaupt nichts mehr zustand. Als würden für mich andere Regeln und Gesetze gelten als für gesunde Menschen. Es war, als hätte der Schmerz mir jedes Selbstwertgefühl geraubt.

In dieser Phase dachte ich darüber nach, mir professionelle psychologische Unterstützung für die Bewältigung meines Problems zu suchen. Ich brauchte einen Schubs in eine andere Richtung. Ich ahnte, dass meine Einstellung zu meiner Schmerzerkrankung falsch war, aber ich wusste nicht, wie ich zu einer anderen Sichtweise gelangen konnte, die mich aus diesem Stimmungstief holen würde.

Bei der Vorstellung, mich auf eine Gesprächstherapie einzulassen, wurde mir aber auch ganz mulmig zumute. Was sollte ich denn erzählen? Dass ich Raupen in meinem Kiefer hatte, die mich auffraßen? Dass ich für den Rest meines Lebens auf einer einsamen Robinson-Insel leben wollte, wenn ich dafür meine Schmerzen loswerde? Die würden doch denken, dass ich eingesperrt gehöre …

Ich will rückblickend nicht alles schlechtreden. Meine Fantasien hatten durchaus eine entlastende Funktion. Ich empfand mich auch keineswegs als verrückt. Verrückt ist man, wenn man spinnt und es selbst nicht merkt. Ich hingegen wusste, dass meine Gedanken irrational waren. Ich brauchte ein Ventil, um die Schmerzen überhaupt ertragen zu können. Und die Gedanken waren nun mal da, ob es mir gefiel oder nicht.

11. Gift im Mund?

Ich fand es äußerst schwierig, mit einer Krankheit leben zu müssen, die nicht eindeutig diagnostiziert war bzw. für die es die unterschiedlichsten Namen gab. Es erschwerte den Ärzten die Deutung der Symptome, weil nicht klar zu sein schien, aus welcher Richtung der Schmerz kam. Ich vermisste die Möglichkeit eines Austausches mit Gleichgesinnten. Wie und wo sollte ich Menschen finden, die an Gesichtsschmerzen erkrankt waren und am besten auch noch eine ähnliche zahnärztliche Vorgeschichte wie ich hatten?

Alles, was mir zur Verfügung stand, waren Bücher über die Entstehung und Deutung chronischer Schmerzen mit diversen Behandlungsvorschlägen. Die Palette der Möglichkeiten war zwar vielseitig, aber erschien mir zu allgemein. Nicht spezifisch genug auf meine Situation zugeschnitten.

Mein Eindruck war, dass das „Eigentliche" immer noch fehlte, was auch immer das sein mochte. Claudia M., eine gemeinsame Freundin von S. und mir, schlug mir vor, mich doch einmal mit ihrem Freund Lüder in Verbindung zu setzen. Er habe seit fünfzehn Jahren chronische Schmerzen, auch immer mal wieder Ärger mit den Zähnen und könne mir bestimmt einiges dazu erzählen. Ich erstarrte und sah sie mit großen Augen an. Die Zahl 15 verschwamm vor meinem inneren Auge. Hatte ich das gerade richtig verstanden? Was für eine Aussicht! Wenn ich von den anfänglichen Beschwerden von 1995 ausging, litt ich keine zwei Jahre an chronischen Schmerzen und war jetzt schon völlig erschöpft.

Aufgeregt wählte ich Lüders Telefonnummer. Was würde ich von einem Menschen erfahren, der sein halbes Leben mit solchen Schmerzen verbracht hatte? Ohne ihn zu kennen, war ich schon jetzt tief beeindruckt, einfach deshalb, weil er seine Schmerzen bereits so viele Jahre ertrug. Lüder erwies sich als jemand, der gelernt hatte, dem Schmerz immer wieder Paroli zu bieten. Er wusste unglaublich viel über Behandlungsmöglichkeiten und methodische Abläufe und hatte die Fähigkeit, diese genau zu beschreiben und zu analysieren. Er fragte mich, ob ich es für möglich hielte, an einer Amalgamvergiftung zu leiden. Ich antwortete ihm, dass mir der Gedanke auch schon gekommen sei, ich diese Möglichkeit aber nicht weiterverfolgt hätte, weil die meisten Ärzte nie weiter darauf eingegangen seien. Lüder lachte und erklärte, dass das nicht verwunderlich sei. Zahnärzte hätten kein Interesse daran, dass die Amalgam-Geschädigten ihre Beschwerden auf das Amalgam in ihrem Mund zurückführten. Es gehe dabei um viel Geld. Krankenkassen und Versicherungen sähen es nun einmal nicht gern, wenn Ärzte in den Beschwerden der Patienten einen Behandlungsfehler vermuteten und dieses laut äußerten. Er empfahl mir das Buch *Gift im Mund* von Ernst Ebm und gab mir die Adresse eines Zahnarztes in Cuxhaven, bei dem er selbst in Behandlung war und von dem er viel hielt. „Es kann jedoch sein, dass der Arzt nicht mehr praktiziert, denn er ist seit längerer Zeit krankgeschrieben und es ist unklar, ob er seinen Beruf weiter ausüben kann", erklärte Lüder. Es sei jedoch noch ein Kollege in derselben Praxis, der sich meinen Fall ja einmal anhören und eventuell Dr. K. um Stellungnahme bitten könne. Außerdem riet er mir, noch einmal Kontakt zu Dr. R. in Bremen aufzunehmen, der eine beratende Funktion einnehmen solle.

Lüder und ich telefonierten an diesem Abend etwa eine Dreiviertelstunde. Anschließend war ich überzeugt davon, dass mir dieses Gespräch mehr eingebracht hatte als sämtliche Termine bei den Spezialisten. Was hatten die Ärzte denn bislang für mich erreicht? Sie hatten mir noch mehr Schmerzen zugefügt und mir unberechtigte Hoffnungen gemacht. Sie hatten mir Therapien empfohlen, die nicht halfen und mich schließlich weiterverwiesen ...

Lüder sprach wie ein Experte. Seine eigene Geschichte hatte ihn dazu gemacht. Er wusste offenbar mehr über chronische Schmerzen als irgendjemand sonst, den ich kannte. Lüder hatte ähnliche Beschwerden wie ich, aber es schien ihm gelungen zu sein, die Mauer der Hilflosigkeit zu durchbrechen. Er sah sich als Betroffener, aber nicht als Opfer. Mir imponierte das. Ich spürte, dass ich noch weit davon entfernt war, mich von dem Bild des Schmerzes als unheilvoller Klette, die sich an mich geheftet hatte, zu distanzieren. Ich sah mich immer nur in Verbindung mit dem Schmerz, niemals ohne ihn.

Lüder und ich vereinbarten ein Treffen. Ich weiß noch, wie erleichtert ich darüber war, wie viel Humor er noch zu besitzen schien. Im Hinblick auf die Länge seiner Erkrankung wirkte das sehr ermutigend auf mich. Insgeheim befürchtete ich doch, chronisch Schmerzkranke würden mit der Zeit immer verhärmter, leidender und bösartiger werden, so wie ich, wenn ich mich in der Fantasie austobte. Ich hatte Angst davor, mein echtes Lachen zu verlieren. Ich wollte meinen

Humor, meinen Witz, die Gabe, mich an kleinen Dingen zu erfreuen, nicht verlieren.

Lüder und ich telefonierten ein- bis zweimal im Jahr zum Erfahrungsaustausch und um die neusten Behandlungen und das eigene Weiterkommen zu besprechen. Wir waren nicht miteinander befreundet, aber wir informierten und unterstützten uns so weit wie möglich. Auf seinen Rat hin besorgte ich mir das Buch von Ebm über Amalgamschädigungen und las jeweils so viel, wie ich an einem Tag verkraften konnte.

Ich las darin, dass Amalgam angeblich wie ein schleichendes Gift wirkt, allerdings meist erst in Verbindung mit einem Zweitschlag. Durch eine zusätzliche Belastung oder Verletzung des Körpers soll die lokale Abwehr zusammenbrechen und das Gift seine Wirkung entfalten. Es entstehen demgemäß rheuma-, gicht- und ischiasähnliche Schmerzen. Ich dachte sofort an den Austausch meiner Zahnkronen im Sommer 1995. Alarmierend erschienen mir die typischen Symptome einer Amalgamvergiftung, von denen mir erschreckend viele bekannt vorkamen.

Mundbrennen, erhöhte Speichelbildung, rheumatische Beschwerden, Ziehen im Kiefer mit Schmerzen, Gelenk- und Muskelschmerzen, nervöse Störungen, Übelkeit, Schwächegefühl, Magen-Darm-Beschwerden, entzündetes Zahnfleisch, geringe Widerstandskraft Infektionen gegenüber, das Gefühl, nicht richtig atmen zu können, ein schlechtes Erinnerungsvermögen und leichte Angstzustände (Ebm, S. 175).

Es gab für mich keinen Zweifel. Das Buch lieferte eine Beschreibung, die absolut treffend meine Beschwerden und Erfahrungen widerspiegelte. Auch die Verlegenheitsdiagnosen HWS-Syndrom und Vegetative Dystonie waren typisch bei Amalgam-Geschädigten. Mir waren beide Diagnosen bereits gestellt worden.

Was macht das Amalgam angeblich so gefährlich? Amalgam besteht bis zu 50 % aus Quecksilber. Die Zusammensetzung verschiedener Amalgam-Legierungen soll im Mund zu elektrischen Spannungen führen, die zum Phänomen des oralen Galvanismus führen sollen, bei dem das Amalgam sich auflöst und Quecksilber freigesetzt wird. Das Nervengift soll über die Zahnwurzel ins Gewebe eindringen, sich in den Organen ablagern und angeblich unerklärliche Krankheiten auslösen. Hierbei soll es sich um Herderkrankungen handeln, die sich überall im Körper bilden können. Besonders stark betroffen sei die Niere und das zentrale Nervensystem. Bei dem Herausbohren der Füllungen werden bei 3000 bis 5000 Umdrehungen des Bohrers in der Minute angeblich kleine Amalgamsplitter in den Kiefer geschleudert und um diese Splitter herum können sich dann nach Aussage des Autors Eiterherde bilden (S. 13, 19, 20).

Nach dem Lesen der Abschnitte des Buches, in denen Beschwerden beschrieben wurden, die mit meinen übereinzustimmen schienen, war ich mir sicher, dass ich nicht zufällig an den beschriebenen Krankheitssymptomen litt. Ich war offensichtlich durch Amalgam geschädigt, hatte eine beinahe „offizielle" Krankheit. Meine Schmerzen waren nun endlich erklärbar, dachte ich. Ich spürte eine unglaubliche Erleichterung, endlich etwas Greifbares und Begreifbares vorweisen zu können.

Sieh mal einer an, es gibt einen Namen für meine Erkrankung, einen Grund für die Schmerzen, eine Ursache für den schleichenden Wahnsinn …

Diese Erkenntnisse schienen mir der erste wichtige Schritt in die richtige Richtung zu sein. Dass der Befund auf mich zutreffen könnte, hielt ich durch die Aussagen in dem Buch für wahrscheinlich, zum einen durch die Übereinstimmung meiner Beschwerden, aber vor allem durch die Tatsache, dass ich selbst diesen beschwerlichen Weg gegangen war und ganz viele Parallelen zu entdecken meinte. Ich selbst bin ja der lebende Beweis, dachte ich. Endlich bewegte sich etwas. Endlich gab es einen Anhaltspunkt, definitive Aussagen, kein unbestimmtes Vielleicht.

Ich mobilisierte ungeahnte Kräfte. Der Kampf war nicht zu Ende, er fing gerade erst an. Das Leben ließ mich nicht los, und ich war bereit, mich den Herausforderungen zu stellen. Ich durfte mich nicht aufgeben, jetzt, wo es spannend wurde und endlich brauchbare Hinweise aufgetaucht waren. Jetzt, wo klar zu sein schien, was mir fehlte, konnte mir sicher auch geholfen werden. Ich hatte wieder Hoffnung, den Schmerz in den Griff zu bekommen.

„Zähne hoch und Kopf zusammenbeißen", wie Heinz Erhardt zu sagen pflegte.

Ich schickte meine Unterlagen im November 1996 nach Cuxhaven, mit der Bitte, sie von Dr. K., dem Arzt, den Lüder mir empfohlen hatte, beurteilen zu lassen. Obwohl Dr. K. tatsächlich nicht mehr praktizierte und ich ihn niemals zu Gesicht bekam, war er bereit, sich mit meinem Fall zu befassen. Ich war so erleichtert. Einige Wochen später fuhr ich zu seinem Kollegen Dr. D., der mir den Befundbericht von Dr. K. vorstellte. Er empfahl die Entfernung aller wurzelbehandelten Zähne, mit exakter Knochenrevision. „Was bedeutet exakte Knochenrevision?", fragte ich. „Der Knochen muss von Entzündungen befreit und von Verunreinigungen gesäubert werden", erklärte mir Dr. D. „Die palladiumhaltigen Kronen, die Ihnen 1995 eingesetzt worden sind, sollte man unbedingt entfernen, da sie eine starke zusätzliche Belastung für den Körper darstellen. Dieser Stoff darf für Kronen überhaupt nicht mehr verwendet werden, was auch allgemein bekannt ist." Diese Botschaft musste ich erst einmal verdauen. Allmählich begriff ich immer mehr die Zusammenhänge zwischen meinen Zahnbehandlungen und meinen Beschwerden. Ich erinnerte mich an die Anfänge: die Kreislaufstörungen, die Darmprobleme, die Konzentrationsschwäche, die Müdigkeit und die Kieferentzündungen. Inzwischen war mir aufgefallen, dass es mir immer schwerer fiel, Zeitungs- und Fernsehinhalte sowie Gespräche klar und lückenlos wiederzugeben; mein Konzentrationsvermögen war deutlich gesunken. Es fiel mir neuerdings auch viel schwerer, öffentlich zu sprechen. Nichts entsteht aus dem Nichts. Es geschieht nichts grundlos in unserem Körper. Man kann nur häufig nicht nachvollziehen, wie und weshalb sich diese Veränderungen vollziehen. Der Cuxhavener Arzt erklärte mir: „Wenn diese Zahnmetalle nebeneinander liegen, entstehen elektrische Ströme, die auf sensible Patienten gesundheitsschädlich wirken können." Ich dachte zwangsläufig an Oma Deike, die seit Jahrzehnten an einer Trigeminusneuralgie litt. Es schien mir wahrscheinlich, dass auch sie durch Amalgam geschädigt worden war. Sie hatte als junge Frau Amalgam- und Goldfüllungen bekommen und diese – nach eigenen Angaben – ebenfalls nicht vertragen. Ich erzählte Oma von meinem Verdacht, doch sie sagte: „Ich bin mit diesen Schmerzen alt geworden und werde auch den Rest meines Lebens mit ihnen verbringen. Es ist zu spät, um der Sache auf den Grund zu gehen." Ich verstand ihre Haltung, aber es tat mir so leid für sie. Eins wusste ich ganz genau: Ich wollte mich nicht mit meinen Schmerzen abfinden, sondern alles tun, was in meiner Macht stand, um wieder gesund zu werden.

Ich glaubte den Ausführungen von Dr. K. und Dr. D., daher entschloss ich mich für die vollständige Entfernung der Zahnmetalle. Fünf Zähne im Oberkiefer sollte ich opfern, die alle mit Kronen versehen waren, die zu 50 % aus Palladium bestanden. Die Zähne darunter waren alle wurzelgefüllt. Nach dem Eingriff sollte sich entscheiden, ob es notwendig sei, alle anderen a-vitalen Zähne ebenfalls ziehen zu lassen. Obwohl ich mir recht sicher war in meiner Entscheidung, wollte ich mir noch eine Zweitmeinung einholen. Immerhin handelte es sich um einen nicht unerheblichen Eingriff. Meine Schmerztherapeutin nannte mir eine Zahnärztin in Bremen, an die ich mich wenden sollte. Ich machte einen Termin bei der Frau und konfrontierte sie mit meinem Vorhaben, mir fünf Zähne ziehen zu lassen. „In Ihrem Fall sehe ich das auch für die beste Lösung an, obwohl ich eigentlich nicht gern zu solch radikalen Schritten rate", sagte sie zögernd. Ich merkte ihr an, dass sie mir lieber eine Alternative vorgeschlagen hätte, die es aber offensichtlich nicht gab. Mein Röntgenbild löste auch bei ihr ein ungläubiges Kopfschütteln aus. „Haben Sie in den letzten Jahren eigentlich noch etwas anderes getan, außer Ihre Zeit beim Zahnarzt zu verbringen?" Eine berechtigte Frage, aber mir war inzwischen der Humor abhandengekommen, deshalb lächelte ich finster und sagte nichts dazu. Ich sprach auch noch einmal mit Dr. R., bevor ich mich endgültig dazu entschließen konnte, die Behandlung in Cuxhaven durchführen zu lassen.

Meine Schmerztherapeutin Frau S. verschrieb mir homöopathische Tropfen zur Stärkung des Immunsystems, um meinen Körper auf den operativen Eingriff vorzubereiten. Die Schmerztherapeutin sagte: „Melden Sie sich nach der OP, falls Ihr Kreislauf Probleme macht oder für den Fall, dass Sie Schmerzen haben." Sie selbst war von der Idee der Zahnentfernung ebenso wenig begeistert wie alle anderen, aber auch ihr fehlten alternative Vorschläge, deshalb blieb ihr nichts anderes übrig, als meine Entscheidung zu respektieren. Ich war erleichtert, mich endlich entschieden zu haben und ganz sicher, den richtigen Weg einzuschlagen.

Das Zahnweh subjektiv genommen, ist ohne Zweifel unwillkommen.

Doch hat's die gute Eigenschaft, dass sich dabei die Lebenskraft,

die man nach außen oft verschwendet, auf einen Punkt nach innen wendet und hier energisch konzentriert.

Kaum ist der erste Stich verspürt, kaum fühlt man das bekannte Bohren

das Rucken, Zucken und Rumoren, und aus ist's mit der Weltgeschichte.

Vergessen sind die Kursberichte, die Steuern und das Einmaleins,

Kurz – jede Form gewohnten Seins, die sonst real erscheint und wichtig,

wird plötzlich wesenlos und nichtig.

Ja selbst die alte Liebe rostet, man weiß nicht, was die Butter kostet,

denn einzig in der engen Höhle des Backenzahns verweilt die Seele,

und unter Toben und Gesaus reift der Entschluss:

Der Zahn muss raus.

(Wilhelm Busch)

12. Verlust oder Gewinn?

Im April 1997 hatte ich den Termin für die Extraktion der Zähne. Mein Freund S. begleitete mich nach Cuxhaven. Es war mir trotz aller Einsicht schwer gefallen, mich zu diesem Schritt zu entschließen. Ich betrachtete mich im Spiegel in der Gewissheit, endgültig fünf Zähne im Oberkiefer zu verlieren. Ich wusste, dass es in dieser Situation keine Alternative für mich gab. Wenn die Rechnung aufging, hätte ich jedoch viel mehr gewonnen als verloren, da war ich mir sicher. Dennoch schmerzte der Abschied von meinen Zähnen. Ich fühlte mich niedergeschlagen. Hatte der Schmerz schon wieder über mich gesiegt? Oder war ich dabei ihn zu besiegen? Es war sinnlos, darüber zu spekulieren.

Der Eingriff dauerte kaum eine Stunde, was mich erstaunte. Es war doch von einer exakten Knochenrevision die Rede gewesen. Hatte Dr. D. wirklich nach den Anweisungen von Dr. K. gehandelt? Ich hatte den Eindruck, dass die Zähne ganz normal gezogen worden waren, ohne eine ausführliche Säuberung des Knochens und die Entfernung des kranken Gewebes vorzunehmen. Aber der Arzt wusste doch wohl, was zu tun war, und ich hatte beschlossen, ihm zu vertrauen. Schmerzen hatte ich während der OP, von den Einstichen der Betäubungsspritze einmal abgesehen, kaum. Nur bei einem Zahn musste mehrmals nachgespritzt werden, weil das Gebiet um den Zahn herum so entzündet war, dass die Anästhesie nicht in gewünschter Weise wirkte. Dr. D. zeigte mir nach dem Abschluss des Eingriffs einen der entfernten Backenzähne, aus dem ein Stück Draht ragte. „Sehen Sie das? Kein Wunder, dass sich das Gewebe um den Zahn entzündet hat, wenn so etwas in ihrem Kiefer sitzt." Ich nickte stumm, aber war noch zu benommen, um seine Aussage richtig zu begreifen. Du hast es hinter dir, war mein erster Gedanke, als ich mit etwas unsicherem Gang, mit meinem Freund an der Seite, die Praxis verließ.

Wir hatten noch Zeit, bevor der nächste Zug nach Bremen fuhr. Ich machte S. den Vorschlag, dass er vor der Abfahrt noch irgendwo eine Kleinigkeit essen könne. „Dann verpassen wir aber bestimmt den Zug", gab er zu bedenken. „Kein Problem, dann nehmen wir eben den nächsten", antwortete ich ihm. Das erwies sich als Fehlentscheidung. Wir verpassten gleich zwei Züge. Kurz vor Bremen ließ die Betäubung nach. Ich verlor die Beherrschung und heulte Rotz und Wasser. Es war mir völlig egal, was die Leute von mir denken mochten. S. stand hilflos neben mir und es gab nichts, was er hätte tun können, um mich zu beruhigen. Ich hatte nichts für tröstende Worte übrig. Der Schmerz hielt auch die Menschen, die ich liebte, auf Abstand.

Ich hatte keine Schmerzmittel zur Hand. Der Zahnarzt wollte mir etwas mitgeben, aber ich hatte dankend abgelehnt. Ich glaubte nicht, dass es etwas nützen würde. Bisher hatten die Schmerzmittel, die ich bei akuten Wundschmerzen verschrieben bekam, nie besonders gut gewirkt. Zum Glück ging es mir nach ein paar Stunden besser. Ich sah in den Spiegel und erschrak. Ich trug ein Kurzzeit-Provisorium, das absolut scheußlich aussah und als Beißwerkzeug nicht zu gebrauchen war. Die ersten Tage konnte ich mich nur von breiiger Kost ernähren, ansonsten wäre der Zahnersatz durchgebrochen. Einige Tage später wurde mir in Cuxhaven der Abdruck für das Langzeitprovisorium gemacht. Was ich dabei erlebte, stellte all meine bisherigen Praxiserlebnisse in den Schatten. Der Arzt drückte mir die Abdruckmasse fest in die offene Wunde des Oberkiefers. Ich schrie und bäumte mich vor Schmerz und Entsetzen auf. Zu allem Überfluss setzte prompt ein Muskelkrampf im Kiefer ein, der unfassbar wehtat. Die Tür des Behandlungszimmers stand sperrangelweit auf und ich konnte sehen, dass die Leute im Wartezimmer ihre Hälse reckten, um einen Blick auf die schreiende Person zu erhaschen. War es zu viel verlangt, von dem Arzt oder der Assistentin zu erwarten, die Tür zu schließen, solange ich diesen Torturen ausgesetzt war? Konnte sich niemand im Behandlungszimmer vorstellen, wie demütigend das für mich war? Zum einen schämte ich mich, weil Zähne im Oberkiefer fehlten bzw. an vielen Stellen nur Zahnstummel vorhanden waren, zum anderen war es mir peinlich, weil ich die Schmerzen nicht klaglos ertragen konnte. Für den Arzt war die Behandlung nichts Außergewöhnliches, pure Routine, aber für mich war es nichts Alltägliches! Ich hatte den Eindruck, dass Dr. D. nicht nachvollziehen konnte, dass ich wirklich extreme Schmerzen hatte. Vermutlich nahm er an, dass ich etwas überempfindlich sei. Man wird in so einem Fall offiziell als schmerzsensibel bezeichnet, doch viele Ärzte verstehen darunter pure Wehleidigkeit.

Ich fuhr mit demselben Kurzzeit-Provisorium nach Hause, mit dem ich gekommen war. Leider musste ich auch mit dieser Scheußlichkeit im Mund arbeiten gehen. Ich sah aus wie Hape Kerkeling auf Blödeltour. Hape trug ja auch manchmal solch schreckliche Zahnreihen, um nicht erkannt zu werden. Die Jugendlichen, mit denen ich arbeitete, erkannten mich bedauerlicherweise sofort. Ich war angenehm überrascht, dass mich keiner auf meine Zähne ansprach. Wahrscheinlich sah ich so furchtbar aus, dass mir niemand zu nahe treten wollte. Denen, die sich trauten, sich danach zu erkundigen, erklärte ich, dass dies ein Zahnschutz sei, der ähnlich wie bei einem Boxer über die echten Zähne geschoben wurde. Das entsprach nicht ganz der Wahrheit, aber brachte die Leute zum Schweigen. Ich hätte es auch nicht über mich gebracht, meine gesamte Umgebung mit der vollständigen Wahrheit zu konfrontieren. Ich fing gerade selbst erst an zu begreifen, wie groß ein Verlust der Zähne ist, insbesondere der Schneidezähne. Ich fühlte mich plötzlich so wehrlos. Auch wenn es, von einigen Psychopathen oder Filmfiguren (ich denke an „Schweigen der Lämmer") einmal abgesehen, in unseren Breitengraden nicht üblich ist, mit den Zähnen anzugreifen oder sich zu verteidigen, empfand ich dennoch einen Verlust von Wehrhaftigkeit. Wahrscheinlich meldete sich ein verloren geglaubter Ur-Instinkt. Ich hätte es selbst nicht für möglich gehalten, dass durch die Entfernung der Zähne solche Gefühle ausgelöst würden. Seltsam! Ich dachte unweigerlich an diese wehrlose Schlange aus dem Dokumentarfilm *Wunderwelt der Tiere*, die sich zahnlos vor einem Elefanten windet, um durch diese Bewegungen größer und unheimlicher zu erscheinen. Sie gibt ihrem Feind ihr kleines Geheimnis nicht preis, und so gelingt es ihr durch Raffinesse, ihren Angreifer in die Flucht zu schlagen. Das würde ich in Zukunft wohl auch tun müssen, ging es mir durch den Kopf. Mich mit List und Tücke durchs Leben schlagen und meinen Mundinhalt verleugnen, damit er mich nicht angreifbar machte. Ich war noch nicht so weit, mich offen dazu zu bekennen. Was in meinem Mund war oder nicht, ging niemanden etwas an. Basta!

In den nächsten Wochen war ich ständige Patientin im zahnärztlichen Notdienst. Das Langzeit-Provisorium war so schwach gearbeitet, dass ich mir einige Male ein Stück Zahn oder gleich mehrere Zähne ausbiss. Ärgerlicherweise passierte mir das auch im Konzert von Romy Camerun, einer regionalen Jazzsängerin, die ich ganz toll fand. In der Pause kaufte ich mir ein türkisches Rollo, versuchte vorsichtig ein Stück abzubeißen und hatte prompt die Teigware mit zwei Zähnen verziert. Ich hatte mich so auf diesen Auftritt gefreut und wollte ihn mir durch dieses Missgeschick nicht verderben lassen. Ich setzte mich also wieder auf meinen Platz und folgte dem Konzert bis zum Ende. Anschließend fuhr ich zum Notdienst. Das war natürlich nicht das, was ich mir von einem Samstagabend erhoffte: ab 23:00 Uhr im Wartezimmer dieses Zahnarztes zu sitzen, mit einem in eine Serviette eingewickelten Zahnersatz. Dr. D. flickte das Provisorium notdürftig wieder zusammen. Bei meinem dritten Besuch in seiner Praxis wurde ich ärgerlich und bestand darauf, dass das Provisorium ordentlich unterfüttert wurde. Richtig abbeißen konnte ich auch mit diesen Zähnen nicht. Essen wurde zu einer ständigen Herausforderung. Am liebsten aß ich weiterhin breiige Speisen.

Die Schmerzen hatten sich nicht verringert, sondern verstärkt. Ich versuchte das positiv zu deuten. In dem Buch *Gift im Mund* stand ganz deutlich, dass es bei chronischen Vergiftungen nach einer Extraktion der Zähne zunächst zu einer Verschlimmerung kommen konnte.

Dieser Fall ist anscheinend eingetreten, dachte ich. Ich hatte zwei bis sechs heftige Muskelkrämpfe pro Woche. Manchmal wurden sie so unerträglich, dass ich regelrecht außer Gefecht gesetzt wurde und mich irgendwo abstützen und erst mal zur Besinnung kommen musste. Bald würden solche Schmerzattacken der Vergangenheit angehören. Meinen 30. Geburtstag wollte ich schmerzfrei verbringen. Durchhalten, weitermachen, die Zeit arbeitete doch für mich. Im Juli 1997 würde ich neben meinem 30. Geburtstag auch meine langersehnte „Zahnschmerz-Ade-Party" feiern. Das Warten hatte bald ein Ende, tröstete ich mich zuversichtlich. S., meine Familie und meine Freundinnen waren der gleichen Ansicht und drückten mir die Daumen.

Vor der geplanten Geburtstagsfeier machten S. und ich im Sommer 1997 Urlaub in Schweden und Dänemark. Ich war begeistert von Göteborg und fühlte mich sehr an die Schönheit Prags erinnert. Aber das Besondere an dieser Stadt war die saubere Luft und die für Großstädte untypische Ruhe. Wir hatten für schwedische Verhältnisse ungewöhnlich hohe Temperaturen und dennoch zog immer ein frisches Lüftchen vom Meer in die Stadt. Das hatte ich noch in keiner größeren Stadt so angenehm erlebt.

Ich war stolz auf mich, dass ich diese Reise gewagt hatte. Die schönsten Tage im Jahr, der für andere langersehnte Urlaub, war für mich nach wie vor mit Ängsten verbunden. Vierzehn Tage unter ständiger Beobachtung, ohne größeren zeitlichen Freiraum, in dem ich nur für mich sein konnte. Zwei Wochen waren vergangen, in denen ich mich bemüht hatte, unauffällig zu sein, eine angenehme Reisebegleitung, eine entspannte

Urlauberin. Es war mir beinahe gelungen. Nur an zwei Abenden hatte ich mich vor Erschöpfung und Schmerzen in den Schlaf geweint. Das war aber kein schlechter Schnitt. Mein Leben sollte so normal wie möglich verlaufen. Ich wollte auch mit Schmerzen die Dinge tun, die ich immer gern getan hatte. Wenn meine Gefühle auch noch viel zu oft unter der Kontrolle der Schmerzen waren, so wollte ich zumindest meine Lebensplanung nicht von ihnen abhängig machen.

Nur eine wichtige Entscheidung ließ ich mir vom Schmerz diktieren, und das war die Frage nach einem Baby. Ich konnte mir in meiner derzeitigen Lage nicht vorstellen, eine Schwangerschaft durchzustehen. Ganz zu schweigen von dem vierundzwanzigstündigen Bereitschaftsdienst einer Mutter. Die Vorstellung, auf ein Kind zu verzichten, machte mich sehr traurig. Es wäre jedoch unrealistisch gewesen und hätte mich völlig überfordert. Das längere Zusammensein mit kleinen Kindern strengte mich sehr an, mochten sie auch noch so niedlich sein. Ich konnte mich ja nicht einmal um meine beiden Neffen und meine Nichte so kümmern, wie ich es mir gewünscht hätte. Aber mein Versprechen, dass sie abwechselnd ein Wochenende in den Sommerferien bei mir verbringen durften, hielt ich all die Jahre ein. Mein Freund äußerte in der folgenden Zeit immer mal wieder den Wunsch nach einem Kind. Aus diesem Grund schlug ich ihm vor, erst einmal abzuwarten, wie sich die Sache mit den Schmerzen weiterentwickelte. Innerhalb der nächsten fünf Jahre wollten wir gemeinsam eine endgültige Entscheidung treffen.

13. Kein Ende in Sicht: Die Suche geht weiter

Aus den Wochen der Warterei auf das Ende der Schmerzen wurden Monate. Aus der Zahnschmerz-Ade-Party wurde nichts. Die groß angekündigte Feier zu meinem 30. Geburtstag hatte ich ausfallen lassen. Es gab keinen Grund zum Feiern, ich verkroch mich bei meinen Eltern. Meine Freundin C. kam überraschend mit ihrer Familie vorbei. Die drei hatten ihren Abreisetag in den Urlaub verschoben und sich spontan entschlossen, mich zu besuchen. Einen Tag zuvor hatte C. mich noch auf die falsche Fährte gelockt und einen Anruf aus der Schweiz vorgetäuscht. Eine für sie typische Geste, ich hätte es mir denken können. Die Überraschung war wirklich gelungen. Ich bekam viel Post und viele Anrufe an meinem runden Geburtstag. Das tat mir gut und tröstete mich. Ich war doch noch erstaunlich gut umsorgt, in Anbetracht der Verhältnisse, in denen ich lebte. Zwei Freundinnen hatten sich allerdings seit meiner Mitteilung, dass es mir so schlecht ging, nie wieder bei mir gemeldet. Ich war damals traurig und irritiert, aber dennoch fest entschlossen, mir meine Enttäuschung nicht anmerken zu lassen. Ich nahm es einfach zur Kenntnis.

Immer wieder stellte ich mir die Frage, ob ihnen meine Krankheit vielleicht Angst machte. Fürchteten sie womöglich, dass ich etwas von ihnen erwarten könnte, was sie mir nicht geben wollten? Oder hatte meine Krankheit überhaupt nichts mit dem emotionalen Rückzug zu tun? Kam es zufällig zu dieser zeitlichen Überschneidung? Ich werde es wohl nie erfahren. Eine weitere schmerzliche Überraschung gab es direkt an meinem Geburtstag. Eine ebenfalls „gute" Freundin aus Bremen ließ nichts von sich hören. Ich war mir sofort sicher, dass sie meinen Geburtstag nicht vergessen hatte, sondern sich bewusst nicht gemeldet hat. Die erste Zeit vermisste ich sie sehr, aber ich fühlte mich so vor den Kopf gestoßen, dass ich mich auch nicht bei ihr meldete. Mein Freundeskreis wurde immer kleiner. Ich lernte in den folgenden Jahren, auf wen ich zählen konnte und auf wen nicht. Ich spürte die Wichtigkeit und den Rückhalt der Familie und lernte wirkliche Freundinnen von oberflächlichen Bekannten und Schönwetter-Freunden zu unterscheiden. Es gab ein paar unerwartete Reaktionen auf meine Krankheit, aber ich wurde auch in der Erwartung bestätigt, dass ich mich zumindest auf meinen engsten Freundeskreis verlassen konnte und eine Handvoll Menschen in der Weise für mich da waren, wie ich es mir wünschte.

In Krisenzeiten zeigt sich, wer hinter einem steht und einen um seiner selbst willen schätzt. Allerdings fand ich es oft schwer auszuloten, wie viel Anteilnahme, Rücksicht und Aufmerksamkeit ich eigentlich von Freundinnen und Bekannten erwarten durfte. Wie viel „schmerzerfüllte Mari" konnte ich meinem persönlichen Umfeld zumuten? Ich versuchte ein Gespür dafür zu entwickeln, wer bereit war, sich etwas über meine Schmerzerkrankung anzuhören und wer nicht. Das war sehr unterschiedlich und hatte natürlich auch etwas mit der Nähe und dem Vertrauensverhältnis zu tun, das wir zueinander hatten. Grundsätzlich versuchte ich meine Ängste, die mit meiner Krankheit verbunden waren, weitestgehend für mich zu behalten. Ich wollte und durfte meine Probleme nicht ständig thematisieren und meine Umgebung damit belasten. Dass es aber auch Leute gab, die eigentlich überhaupt nichts darüber hören wollten und mir eher aus Höflichkeit oder Pflichtgefühl Fragen zu meiner Krankheit stellten, war mir sehr wohl bewusst.

Der Schmerz pendelte sich auf ein vertrautes Maß ein. Die akuten Muskelkrämpfe verschwanden wieder. Der Schmerz war nicht mehr so übermächtig wie zuvor. Ich war allerdings sehr enttäuscht über das Ergebnis, weil ich mir viel mehr erhofft hatte. Die Zeit heilt alle Wunden, heißt es, mir kam es eher so vor, als verwunde die Zeit alle heilen Menschen ...

Meine Ärzte forderten mich auf, mehr Geduld zu haben. Doch das war leichter gesagt als getan. Mir wurde allmählich klar, dass dies wohl noch nicht meine letzte Operation gewesen sein konnte. Da würden sicher noch einige folgen. Dr. D. schien es ebenfalls ein wenig zu irritieren, dass sich keine gravierende Besserung zeigte. Ich merkte bald, dass ich von ihm keine weitere Hilfe erwarten konnte.

Den Herbst 1997 verbrachte ich in der stillen Hoffnung auf Veränderung. „Alles, was mit den Knochen zu tun hat, braucht Zeit", hatte Dr. D. gesagt. Geduld – Warten – Hoffen – Wie lange noch? Es verlangte mir viel Disziplin ab, diesen Stillstand zu akzeptieren. Es gab eine Diagnose, an die ich glaubte und eine Röntgenbildanalyse. Es hatte ein operativer Eingriff stattgefunden, der meine Beschwerden auflösen sollte. Meine Umgebung glaubte fest an das Ende meiner Schmerzen – leider spürte ich nichts davon.

Es gab eine Frage, die ich in der folgenden Zeit regelrecht verabscheute, und zwar: „Wie geht es dir?" Wie sollte es mir denn gehen? Was glaubten die Leute, wie es wohl ist, wenn sich alle Hoffnungen, die man hatte, nach und nach zerschlagen? Was nützte mir das Wissen um meine Erkrankung, wenn die Schäden irreparabel schienen? Mein Leben war der Schmerz, der Schmerz das Leben! „Wie geht es dir?" Ich wollte auf diese Frage nicht mehr eingehen. Natürlich meinten es alle gut mit mir, aber ich konnte die Frage nun einmal nicht positiv beantworten und das tat weh. Ich legte mir Antworten zurecht, bei denen ich weder ins Detail gehen noch auf meine niedergedrückte Stimmung hinweisen musste, so etwas wie: „Könnte schlechter sein" oder: „So weit ganz gut".

Durch die Behandlung in Cuxhaven vergrößerte sich mein Druck, die Erwartung einer deutlichen Verbesserung zu erfüllen. „Nun sag schon endlich, dass die Behandlung etwas gebracht hat. Sei mit dem zufrieden, was du erreicht hast." Niemand sagte das zu mir. Niemand verlangte, dass ich etwas vortäuschte, was nicht den Tatsachen entsprach. Nur ich selbst sprach in dieser fordernden Ungeduld zu mir. Ich fühlte mich, als sei ich mit einem Fluch belegt worden. Wer würde mir dabei helfen können, diesen Fluch von mir zu nehmen? Was sollte ich unternehmen, um dieses Gefühl aufzulösen? Gab es denn nichts, was ich tun konnte, um den Schmerz zu beenden?

Die Enttäuschung über den ausbleibenden Behandlungserfolg war beinahe schlimmer als der Schmerz an sich. Die Ohnmacht war quälender als die Schmerzimpulse, die das Gehirn an das Bewusstsein meldete. Meine Erkrankung machte mir immer mehr Angst. Weil ich niemanden beunruhigen wollte, lächelte ich mich weiter durch mein Leben.

Mari, es wird schon, du schaffst das schon!

Was wollte ich eigentlich schaffen? Ich schaffte nicht viel. Die Schmerzen schafften mich. Meine Umgebung verlangte ein Maß an Geduld von mir, das ich nicht aufbringen konnte. Ich hatte nicht mehr die Kraft, geduldig darauf zu warten, dass sich etwas zum Positiven veränderte. Die Krankheit verlangte mir nicht nur hundertprozentige, sondern hundertfünfzigprozentige Leistung ab. Mein Körper lief auf Reserve, arbeitete jedoch unter Hochdruck. Das Minimum eines Gesunden bedeutete das Maximum für mich. Ich musste alles geben, um mein Pensum zu erfüllen. Das Leben kostete mich unglaublich viel Mühe. Ich fühlte mich wie im Körper einer alten Frau und führte ein Leben zwischen Angst und Hoffnung, Lebenswillen und Selbstaufgabe. Was würde letztendlich siegen? Ich hatte keine Antwort darauf.

Freikauf

Ach, könnt' ich mich doch freikaufen von dieser täglichen Tortur, jeden geforderten Preis würde ich zahlen, auf jeden Luxus verzichten, mich in Sack und Asche hüllen. Könnt ich mich doch befreien von dieser ständigen Qual, meinen Körper abstreifen, mich häuten, herauskriechen aus mir, mich aus diesem fürchterlichen Schmerz lösen.

Wäre ich doch in der Lage, meinen Körper aus der Ferne zu betrachten. Ich möchte ihn ganz weit von mir wegschieben, eine Spaltung vornehmen, mich über diese unhaltbare Situation hinwegsetzen. Stattdessen bin ich gefangen in mir. Gefangen wie ein wildes Tier, das um sich beißt. Jedes Aufbäumen ist zwecklos, jeder Biss verletzt doch nur mich selbst. Jeder Fluchtversuch ist erfolglos – er endet doch immer nur in meinen eigenen vier Wänden. Jede Hilfe ein Tropfen auf den heißen Stein. Jedes liebe Wort ein schwacher Trost. Das muss ich ganz allein bewältigen. Das kann mir kein anderer Mensch abnehmen. Das ist unglaublich frustrierend!

Meine Innenwelt hat sich komplett verändert. Meine Realität ist eine andere geworden. Ich bin in einer Situation, die ich mir nicht ausgesucht habe und mit der ich dennoch zurechtkommen muss. Mühsam lerne ich mich in der Welt da draußen neu zu orientieren. Besuche die Partys der Gesunden, imitiere ihr Lachen, versuche mich an ein Konzept anzupassen, das an meiner Lebenswirklichkeit vorbeigeht.

Papier ist geduldig in meiner Welt – ich bin es nicht mehr. Die Befreiung vom Schmerz wurde mir zur unfreiwilligen Lebensaufgabe. Ach, könnt' ich doch aus dem Schmerz herausgehen wie aus einem schlechten Film. Ach, könnte doch die Wirklichkeit der anderen wieder zu meiner werden. Ach, könnt' ich mich doch freikaufen von dieser täglichen Tortur.

Im Winter 1997 machte ich Bekanntschaft mit einem sogenannten Heiler, der mir von Heiko, einem Freund von C. und H., empfohlen wurde. Heiko hielt sehr viel von diesem Mann, was mich neugierig machte. Er ließ seinen Rücken von ihm behandeln und erzielte dabei dem Anschein nach gute Ergebnisse. Ich glaubte schon damals nicht an Wunderheilung, sondern, wenn überhaupt, an eine Heilung durch die Aktivierung der Selbstheilungskräfte bzw. den Placebo-Effekt. Aber es könnte ja vielleicht nicht schaden, sich den Wunderknaben wenigstens mal anzusehen, dachte ich. Er verlangte für die Behandlung 30 DM Honorar. Vielleicht würde es nichts nützen, aber wenigstens würde ich durch diese Behandlung nicht übermäßig viel Geld verlieren. Als ich dem Mann meine Beschwerden schilderte, hatte ich den Eindruck, dass er nicht so recht wusste, was er mit mir anfangen sollte. Er drückte auf bestimmte Punkte meiner Schulter, machte sich an meinem Nacken zu schaffen und massierte kurz mein Gesicht. Anschließend rieb er mich mit einer Salbe ein. „Es kann sein, dass Ihnen nach der Behandlung sehr warm wird", kündigte er an. Auf meinem Rücken setzte ein vertrautes Kribbeln ein. Ich wusste sofort, dass es sich hierbei nicht um die Zauberwirkung seiner heilenden Hände handelte, sondern dass die Creme, mit der er mich eingerieben hatte, eine Wärmewirkung erzeugte, ähnlich wie das bei dem Finalgon® der Fall war, vielleicht nur etwas milder. Ich musste schmunzeln und wollte dennoch zu gern an seine Prophezeiung glauben, dass es mir bald besser gehen werde. Er bestand darauf, die Behandlung noch einige Male zu wiederholen. Na klar!

Es vergingen einige Tage, ohne dass ich eine Veränderung wahrnahm. Wie denn auch? Das war doch alles Scharlatanerie. Wieso sah ich nicht endlich ein, dass es zwecklos war? Ich ging sogar ein zweites Mal zu dem Mann. S. begleitete mich diesmal, da er Probleme mit seiner Wirbelsäule hatte. Im Gegensatz zu mir war er von der Behandlung überzeugt und fühlte anschließend eine deutliche Verbesserung seiner Beschwerden. S. nahm an, dass der Heiler auf Rückenleiden spezialisiert sei. Ich hatte genauso wenig Erfolg wie zuvor. Das Thema Heiler war danach für mich abgehakt. Ich hatte keine Lust mehr auf zwielichtige Experimente. Es tat zu weh, immer wieder mit Misserfolgen konfrontiert zu sein. Ich brauchte stattdessen eine bodenständige Begleitung. Also ließ ich mich weiterhin von meiner Schmerztherapeutin betreuen und ging zu Dr. R., meinem Zahnarzt in Bremen. Der Arzt war zugewandt und wirkte aufrichtig. Er glaubte mir, dass ich sehr krank war und fand das anhand meiner Krankenakte auch nachvollziehbar. Dr. R. versuchte nie, aus meinem Elend Kapital zu schlagen. Er machte mir weder falsche Hoffnungen noch spielte er meine Krankheit herunter. Leider waren seine medizinischen Möglichkeiten begrenzt. Er nahm beispielsweise keine Zahnentfernungen vor. Ich fragte ihn, ob er mir für die Zukunft einen guten, ganzheitlich orientierten Kieferchirurgen empfehlen könne. Seine Antwort darauf lautete: „Tut mir leid, ich kenne keinen." Ich war mir sicher, dass er mir einen Namen genannt hätte, wenn er von einem Kollegen überzeugt gewesen wäre. Dass er nicht in der Lage war, jemanden zu nennen, den er guten Gewissens empfehlen konnte, fand ich beängstigend.

Die Zahnheilkunde erschien mir mehr und mehr als Übungsfeld, das in der Entwicklung noch in den Kinderschuhen steckte. Die meisten Ärzte schienen die gesundheitlichen Risiken für die Patienten nicht in erforderlicher Weise zu kennen und abzuwägen. Der Begriff „Zahnheilkunde" ist irreführend. Es handelt sich doch vordergründig eher um Reparatur- und Verschönerungsarbeiten.

Dr. R. schlug mir im Februar 1998 eine homöopathische Ausleitungstherapie vor, um meinen Körper zu entgiften. Da ich damals nicht über das gleiche Wissen verfügte wie heute, willigte ich ein und musste mir einmal wöchentlich acht Injektionen in den Bauch spritzen. Anfangs traute ich es mir nicht zu, mir die Spritzen selbst zu setzen und bat meine Freundin Ilka, mir zu helfen. Da Ilkas älteste Tochter Diabetes hat, war sie in der Verabreichung von Spritzen erfahren. Ab der dritten Woche setzte ich mir die Spritzen unter ihrer Aufsicht selbst. Ihre Anwesenheit war nicht wirklich erforderlich, aber es war beruhigend, sie dabei zu haben. Für S., der Angst vor Nadeln hatte, war ich eine wahre Heldin. Ich ließ mich gern von ihm bewundern. Wenigstens diesen kleinen Krankheitsgewinn wollte ich auskosten. Zu meinem Bedauern zeigten die homöopathischen Mittel wieder einmal keinerlei Wirkung auf mein Schmerzempfinden.

Einige Wochen später litt ich unter Panikattacken, was ich als Warnsignal einer totalen Überforderung deutete. Ich hatte 1987 nach einem traumatischen Erlebnis über mehrere Monate unter schweren Panikattacken gelitten und wusste daher, was mir blüht. Bei einer Panikattacke ist kein Unterschied auszumachen zwischen einer wirklichen und einer scheinbaren Bedrohung. Die Angst, die man während einer Attacke empfindet, wird als absolut real erlebt und führt zu ähnlichen körperlichen Reaktionen wie bei einem drohenden Herzinfarkt. Atmung und Puls werden schneller, was dazu führt, dass man tatsächlich verkehrt atmet. Man bekommt Schweißausbrüche und ein Engegefühl in der Brust und Herzrasen. Die Kehle scheint sich zuzuschnüren. Dementsprechend hat man den Eindruck, ersticken zu müssen. Es fühlt sich an, als ginge es ums nackte Überleben. Die Gewissheit, dass es sich um eine Angststörung handelt, ist wenig tröstlich.

Ich fühlte mich tagelang, als sei ich in einem viel zu engen Korsett eingeschnürt und empfand eine Angst, zu der ich keine innere Distanz aufbringen und die deshalb ungehindert in mich hineinströmen konnte.

Das Gespenst „Schmerz" wird immer größer. Umspannt mich wie ein Spinnennetz und ich sitze mittendrin. In mir gefangen. In diesem völlig erschöpften Körper, der mich auf ein Minimum an Lebensfreude reduziert. Es schnürt mir beinahe die Kehle zu …

Das war meine Empfindung, doch mein Verstand sagte mir etwas anderes: Ich musste endlich mal zur Ruhe kommen. Ich hatte mich in dem Bemühen, meine Schmerzen zu überwinden, überfordert und dabei die falschen Mittel gewählt. Ich war überzeugt davon, mir zu viel zugemutet zu haben. Panikattacken schienen das beste Beispiel einer psychosomatischen Verknüpfung zu sein. Ich wusste ihr Anliegen zu deuten, die Angst machte mich aufmerksam, ging mit mir in Kontakt und wies mich unmissverständlich darauf hin, dass mir das alles zu viel wurde. Die Angst schien mir sagen zu wollen, dass ich nur begrenzte Kraftreserven hatte, die ich mir gut einteilen musste und die sich nun allmählich erschöpften. Ich hatte kaum noch die Kraft, meine Zahn- und Gesichtsschmerzen zu ertragen. Nun musste ich auch noch mit den Panikattacken fertig werden. Das Maß war voll, ich brauchte Hilfe von außen.

In diesem labilen Zustand wandte ich mich an meine Schmerztherapeutin Frau S. Sie schlug mir vor, eine Weile Schlaftabletten zu nehmen, um herauszufinden, ob ich möglicherweise nicht genug Tiefschlafphasen hatte und deshalb so überdreht war. Ich kaufte mir die Tabletten und las den Beipackzettel, auf dem Angst-

zustände unter den möglichen Nebenwirkungen aufgeführt waren. Aus diesem Grund entschied ich, die Tabletten nicht zu nehmen und machte einen Termin bei
der Ärztin, um meine Besorgnis mit ihr zu besprechen.
Es wäre sehr wichtig gewesen, dass sie in dieser Situation das nötige Feingefühl und Verständnis für mich
aufgebracht hätte. Leider war das Gegenteil der Fall. Sie
war ärgerlich darüber, dass ich ihre Anordnung nicht
befolgt hatte. Die Gründe dafür schienen sie nicht zu
interessieren. Dazu kam, dass wir nicht allein im Behandlungszimmer waren. Außer uns war noch eine
hospitierende Heilpraktikerin anwesend. Ich weiß
nicht, ob deren Anwesenheit mit dazu beitrug, dass sich
Frau S. in dieser Weise produzieren musste. Ich fühlte
mich von ihr vorgeführt und abgekanzelt. Sie putzte
mich herunter wie eine ihrer Angestellten. Diesmal war
ich keine Zeugin, sondern die Zielscheibe! Frau S. begriff nicht, was sie mir damit antat. Die Schmerzen waren für sich genommen zermürbend genug und in Verbindung mit den Panikattacken nahezu unerträglich.
Ich wollte meinen Körper vor der Einnahme dieses Medikaments schützen, da es mir subjektiv falsch erschien,
die Tabletten einzunehmen. Musste ich mich dafür
rechtfertigen? Schließlich war ich es, die in diesem zu-
sammengepressten, schmerzerfüllten Körper leben
musste!

Meine Ärztin würde sich nicht mehr für den Verlauf
meiner Krankheit interessieren, wenn ich die Behandlung abbräche. Wenn ich nicht wiederkäme, wäre der
Fall für sie abgeschlossen, doch ich würde nicht aufhören zu existieren. Für mich würde der Kampf weitergehen. Ich musste Tag für Tag mit der Krankheit leben ...

Ich wünschte mir, dass sie das Dilemma verstand, in dem ich mich befand. Meine Ärztin sollte die Not und die Zwiespälte begreifen – meinen inneren Konflikt zwischen dem Bestreben, alle Möglichkeiten auszuschöpfen und der Angst, eine falsche Entscheidung zu treffen. Die Wahrscheinlichkeit einer sinn- und wirkungsvollen Schmerzbehandlung erschien mir zu jener Zeit kaum größer als die Wahrscheinlichkeit eines Sechsers im Lotto. Ich wünschte mir nichts mehr als eine erfolgreiche Behandlung, aber die bisherige Erfahrung war entmutigend. Frau S. war doch auf das Thema Schmerztherapie spezialisiert, wieso zeigte sie dann so wenig Verständnis?

Ich sah mich als Laie einer Vielzahl von medizinischen und alternativen Hilfsangeboten gegenüber, deren Nutzen ich gar nicht oder nur sehr vage einschätzen konnte. Es gab immer Zeiten, in denen ich sehr ungeduldig war. Zeiten, in denen ich das Gefühl hatte, meine große Chance verpasst zu haben, weil ich ein Buch nicht gelesen, eine Sendung nicht gesehen oder eine Behandlung nicht wahrgenommen hatte. Aber diese Ruhelosigkeit, diese Unvernunft, diese verzweifelte Suche nach Linderung sind typische Begleiterscheinungen der chronischen, unspezifischen Schmerzen. Wenn nicht einmal eine Schmerztherapeutin angemessen damit umgehen konnte, was war dann Inhalt und Sinn einer solchen Zusatzausbildung?

Mir wurde immer deutlicher bewusst, dass ich selbst die verlässlichste Expertin für meine Situation werden musste. Ich wusste immer noch viel zu wenig über meine Erkrankung. Ich musste aufhören, mich auf „die anderen" zu verlassen. Andererseits fühlte ich mich so in Bedrängnis, dass ich dringend Unterstützung brauchte. Doch wie sollte ich Hilfe annehmen, die ich subjektiv als Bedrohung wahrnahm? Als ich mich im Jahr zuvor in der Praxis vorgestellt hatte, hatte Frau S. zu mir gesagt: „Das kriegen wir schon wieder hin." Ich war damals ganz begeistert von ihr, weil ich mir sicher war, dass sie mir helfen konnte. Ich hätte es eigentlich besser wissen und darauf bestehen müssen, dass sie mir keine derartigen Versprechungen machte. Die Enttäuschung nach dem Misserfolg ist umso größer und lässt einen noch tiefer sinken. Außerdem hätte sie als Schmerztherapeutin doch wissen müssen, dass in der Schmerzbehandlung nichts wirklich vorhersehbar ist. Man darf doch keine falschen Hoffnungen machen, wenn man überhaupt nicht absehen kann, wie sich die Dinge entwickeln.

Zu Beginn ihrer Behandlung hatte sie unglaublich viel Verständnis für mich. Sie war sich sicher, dass meine Zahn- und Kieferbehandlungen meine Beschwerden ausgelöst hatten, schimpfte mit mir über die Unfähigkeit der Zahnärzte und Kieferchirurgen und sprach mit mir wie mit einer Verbündeten. Nun, da ich unter Panikattacken litt und ihre Unterstützung mehr denn je brauchte, erklärte sie mir, dass sie daran dächte, mich in eine psychosomatische Klinik einzuweisen. „Wenn die Panikattacken nicht aufhören, liegt eine tiefere, ernsthafte psychologische Störung vor", erklärte sie. Das war ein interessanter Sinneswandel. Es war plötzlich keine Rede mehr von der Möglichkeit einer falschen Zahnbehandlung oder den Symptomen einer Metallvergiftung. Mein bisheriger Schmerzverlauf fand keine Beachtung mehr. Frau S. schien Ursache und Wirkung miteinander zu verwechseln. Ich deutete meine

Panikattacken auch psychosomatisch, aber nicht als Ausdruck einer „tiefen, ernsthaften psychologischen Störung", sondern als Zeichen einer momentanen Überforderung – nicht mehr und nicht weniger. Die Ärztin stempelte mich als psychosomatisch Erkrankte ab, wobei der Schwerpunkt eindeutig bei der Psyche lag. Sie fragte nicht einmal, ob ein Klinikaufenthalt für mich überhaupt infrage käme. Ich wollte mein soziales Umfeld nicht verlassen. Hier wollte ich mein Leben meistern, hier brauchte ich Menschen, die bereit waren, mich zu unterstützen. Ich wollte nicht einfach weggeschickt werden. Ich war doch keine schmerzerfüllte Masse, die ungefragt hin und her bewegt werden durfte. Mir reichte es, dass sich diese verstörenden Abläufe in mir selbst vollzogen. Ich wollte zumindest außerhalb meines Körpers die Kontrolle über die Geschehnisse behalten. War das so schwer zu verstehen?

Es gehört mehr zu einer guten Schmerzbehandlung als das Verabreichen von Medikamenten und die Kontrolle der Einhaltung von verabredeten Maßnahmen. Ich fühlte mich nicht in der Verfassung, mich gegen die dominante Art meiner Schmerztherapeutin zur Wehr zu setzen, also ließ ich ihren Monolog still über mich ergehen. Aber ich vertraute Frau S. nach diesem Vorfall nicht mehr und entschloss mich, die Behandlung zu beenden.

14. Psychologische Beratung

Unsichtbar schleicht diese Krankheit durch meinen Körper und vergiftet meinen Kampfgeist. Lähmt meine Lebendigkeit. Begrenzt mich auf etwas, was ich so nicht will. Unvermittelt konfrontiert sie mich mit Grenzen, die eng gesteckt sind und mich umgeben wie unnachgiebige Mauern. Ich bewege mich wie in einer Zwangsjacke, die sich ohne fremde Hilfe nicht öffnen lässt. Das ist zum Wahnsinnigwerden! Ich weiß nicht, wie ich vermitteln soll, wie unglaublich sich das anfühlt. Wer will das denn auch wirklich wissen? Ich weiß, dass ich chronisch schmerzkrank bin, dass sich der Schmerz in mir verselbstständigt hat und zu einem Teil meines Lebens geworden ist. Ich muss wohl oder übel mit der Krankheit leben lernen, denn ich werde an ihr zerbrechen, wenn ich mich gegen sie auflehne. Mir ist klar, dass ich sie erst mal akzeptieren muss, wenn ich sie loswerden will. Doch es gibt immer wieder Momente, in denen ich erfüllt bin von Panik und Widerwillen, und dann denke ich: Das gibt es doch gar nicht. Ich kann doch nicht wirklich ununterbrochen Schmerzen haben. Das glaubt mir doch kein Mensch. Werde ich für den Rest meines Lebens im Schmerz gefangen bleiben? Eine immer wiederkehrende Frage, die mich ängstigt und auf die mir niemand eine Antwort geben kann. Wahrscheinlich sollte ich froh darüber sein.

Drei Jahre Leben im Schmerz. Dauerattacke, quälende Ungewissheit, Selbstzweifel, Selbstvorwürfe. Verdammt dazu, ein Leben zu führen, das wenig mit dem gemeinsam hatte, was ich von früher kannte. Eingeschlossen in einem Körper, der ständig auf Alarm geschaltet ist. Abgestempelt als hoffnungsloser Fall, von der Medizin aufgegeben, von den Ärzten mit guten Wünschen, fragwürdigen

Diagnosen und hilflosen Ratschlägen in die Ungewissheit entlassen. Meines eigenen Gefühls beraubt. Meine Sicht der Dinge zählt nichts in der Beurteilung meines Falls. Ich bin ja nur die Patientin. Aber ertragen muss ich den Schmerz allein.

Meine Beschwerden seien sicher nicht von Dauer. Ist ja alles nicht so schlimm. Wer kann das beurteilen außer mir? Verzweiflung, Todessehnsucht, Einsamkeit. Literweise Tränen und diffuse Ängste, aber ist ja alles nicht so schlimm. Welche Hilfe habe ich zu erwarten? Symptomdoktorei zur Beruhigung? Als Patientin bin ich selbst die Expertin für meine Situation und möchte den Ärzten auf Augenhöhe begegnen. Ich entwickle mich zu einer Exzentrikerin, die nicht ins Bild passen will und die Ärzte nicht einfach ihre Arbeit machen lässt. Wie unbequem! Am Leid der Menschen lässt sich viel Geld verdienen. 20 Ärzte, 20 verschiedene Meinungen. Mein Vertrauen in die Medizin ist tief erschüttert. Ich befinde mich im Nebel, wünsche mir Klarheit, suche nach Antworten. Wenn dir geholfen werden soll, dann hilf dir selbst! Ich darf die Verantwortung für mich nicht einfach abgeben. „Gib dich nicht auf, Mari. Du wirst es schaffen, du hast die Kraft dazu. Verlass dich nicht mehr ausschließlich auf die Götter in Weiß. Sie können an eine alte Wunde rühren, aber nur du selbst hast die Macht, sie zu schließen. Fang wieder an, an dich zu glauben und befreie dich aus eigener Kraft."

Doch so einfach war das alles nicht. Ich fühlte mich so unverstanden und kam mir vor wie ein zappelndes Opferlamm auf einem Opferstein und badete in Selbstmitleid. Es musste dringend etwas geschehen, was mich aus dieser inneren Isolation und Antriebslosigkeit befreite – und zwar möglichst schnell.

Die Panikattacken, die mehrere Wochen anhielten, waren für mich so schwer zu ertragen, dass ich mich noch im März 1998 dafür entschied, mir therapeutische Hilfe zu suchen. Ich wollte Strategien entwickeln, die mir dabei helfen sollten, den Schmerz besser zu beherrschen. Außerdem wünschte ich mir eine Aussöhnung mit meinem Körper. Ich hätte es daher am sinnvollsten gefunden, eine körperorientierte Therapie zu machen, aber die Wartezeiten waren sehr lang und die gesetzlichen Krankenkassen waren nicht bereit, die Kosten dafür zu tragen. Deshalb entschied ich mich für eine Gesprächstherapie. Ich wollte herausfinden, welchen Einfluss ich auf meine Krankheit nehmen konnte und wo sie mir Grenzen setzte. Ich war an einem Punkt, an dem ich allein mit dieser Fragestellung überfordert war und jemanden brauchte, der mir half, mein inneres Chaos zu sichten und zu ordnen. Außerdem sehnte ich mich nach einem geschützten Ort, an dem ich mich offen zu all den Verrücktheiten und Widersprüchen bekennen konnte, die der Schmerz in mir ausgelöst hatte.

Aufgrund meiner beruflichen Tätigkeit als Sozialpädagogin kenne ich die Regeln und Grundsätze therapeutischen Handelns und hatte daher eine recht genaue Vorstellung von der Vorgehensweise. Ich entschied mich für eine Ärztin, die eine Kassenzulassung hatte und mir von Frau S. in unserer letzten Sitzung empfohlen worden war. Ich fühlte mich so in Bedrängnis, dass ich keine Lust hatte, mich auf eine längerfristige Suche zu begeben. Also nahm ich die erste Adresse, die mir in die Hand gedrückt wurde, und war froh, dass bei der Ärztin noch Termine frei waren.

Mein erster Eindruck von Dr. W. war ganz positiv. Sie hatte eine ruhige Ausstrahlung und wirkte auf mich sehr aufmerksam. Ich wusste, dass ich nur eine Therapeutin akzeptieren würde, die behutsam und einfühlsam war und einen stabilen und selbstbewussten Eindruck machte. Sie sollte wachsam sein und auf Feinheiten achten können. Wir verabredeten drei Probesitzungen, um anschließend gemeinsam zu entscheiden, ob eine Zusammenarbeit für uns in Betracht käme.

In der ersten Stunde erzählte ich ihr meine Krankengeschichte und die daraus resultierende Motivation für die Therapie. Ich sagte: „Mir ist klar geworden, dass ich endlich lernen muss, auf meinen Körper zu hören. Er schreit um Hilfe, und alles, was mir dazu einfällt, ist der Wunsch, ihn von meinem Denken und Fühlen abzuspalten. Ich versuche um jeden Preis die Kontrolle über mein Leben zu behalten, und mein Körper demonstriert mir unmissverständlich, dass er das nicht länger mitmacht, indem er noch lauter schreit." Die Therapeutin verzog keine Miene, als ich fortfuhr; „Es ist vielleicht ein bisher ungehörter Teil von mir, der sich da Gehör verschafft. Auf jeden Fall kommt es mir vor wie ein Hilfeschrei. Ich habe eingesehen, dass ich mit diesem Druck nicht allein fertig werden kann und will auch nicht ständig mein soziales Umfeld mit meinen Problemen belasten. Deshalb bin ich hier."

Mir fiel auf, dass Dr. W. kaum auf das, was ich erzählte, reagierte. Ihre Teilnahmslosigkeit irritierte mich. Sie nahm diese Verunsicherung wahr und meinte: „Ich habe den Eindruck, Sie stehen noch ein wenig Gewehr bei Fuß." Ich versprach, mich zu bemühen, das Gewehr in der nächsten Stunde draußen stehen zu lassen, aber sie sagte: „Sie dürfen es ruhig mit reinnehmen." Diese Äußerung entlastete mich und gab mir ein gutes Gefühl. Ich war in meinen Ausführungen sehr präzise, was mir nicht immer entspricht, aber ich hatte mir in den letzten Jahren so viele Gedanken über mich gemacht und einige Grundsatzfragen klären können, dass ich keine Schwierigkeiten hatte, sie deutlich zu benennen.

Dr. W. forderte mich auf, ihr etwas aus meiner Vergangenheit zu erzählen. Ich sprach die mir wichtig erscheinenden Aspekte in Bezug auf Krankheit, Ängste und gelernte Verhaltensmuster an. Die Ärzte interessierten sich bislang nur für die organischen Befunde der Schmerzerkrankung, hier hatte ich endlich die Gelegenheit, um auch über die psychosozialen Aspekte meines Lebens zu sprechen. Ich wollte die Therapie unbedingt machen und konnte mir nach der ersten Sitzung gut vorstellen, mit Dr. W. zu arbeiten.

Die zweite Sitzung begann mit einem unerwarteten Geständnis. Die Ärztin erklärte mir, dass sie große Schwierigkeiten gehabt habe, sich an den Inhalt unserer ersten Sitzung zu erinnern, was ihr eigentlich noch nie passiert sei. Ich war völlig perplex. Normalerweise werden therapeutische Sitzungen doch im direkten Anschluss schriftlich nachbereitet. Ich überlegte ernsthaft, ob sie diese Bemerkung als gezielte Provokation einsetzte, um meine Reaktion darauf zu prüfen. Nachdem ich mich gefasst hatte, übernahm ich interessanterweise die Verantwortung für ihre Gedächtnislücke und bot ihr sogar eine Erklärung an. „Möglicherweise hat ja die die Art, wie ich die Dinge vorgetragen habe, dazu geführt, dass Ihnen die wesentlichen Punkte meines Anliegens nicht klar gewesen sind." Sie ließ das erst mal so stehen und fragte mich eine Weile später: „Frau Deike, was haben Sie empfunden, als ich Ihnen sagte, dass ich große Schwierigkeiten gehabt hätte, mich an die Sitzung zu erinnern?" Ich gab zu, enttäuscht gewesen zu sein. Sie nickte und ergänzte: „Es wäre ja auch denkbar, dass ich Ihnen nicht gut genug zugehört habe." Stimmt! Auch dieser Gedanke war mir gekommen. Nach der Sitzung ärgerte ich mich darüber, dass ich mich nicht getraut hatte zu fragen, wie sie denn dieses Vergessen für sich deutete, das hätte mich doch interessiert. Ich schätze aber, dass ich darauf keine Antwort erhalten hätte. Sie hätte vermutlich gesagt, ich sei nicht hier, um mich mit ihr zu befassen, sondern um mich zu reflektieren. Auf jeden Fall hatte sie mich an einem kalten Punkt erwischt und meine Bereitschaft erkannt, schnell eine Erklärung für unkorrektes Verhalten eines anderen anzubieten und sogar die Verantwortung dafür zu übernehmen. Wie dies auch eine geschlagene Ehefrau tut, wenn sie sagt: „Er hat mich nur verprügelt, weil ich ihn so provoziert habe." Doch ich übernahm diese Verantwortung nie uneigennützig, sondern wollte mich vor Enttäuschungen schützen und mir manchmal auch notwendige Konsequenzen ersparen. Ich arbeitete daran, mich diesbezüglich zu verändern, aber anscheinend war ich noch nicht so weit.

Im weiteren Verlauf der Sitzung besprachen wir noch den Antrag für die Krankenkasse. Auch zu diesem Zweck musste ich das Gedächtnis von Dr. W. auffrischen und sie zum zweiten Mal mit den entsprechenden Informationen versorgen. Sie fragte mich: „Wie viele Sitzungen halten Sie denn für angemessen, Frau Deike, 25 oder 50 Stunden? In Anbetracht der Länge meiner Erkrankung und des unklaren Ausgangs schlug ich 50 Stunden vor. Das würden ca. 15 Monate sein, wenn man Urlaub und Krankheitsausfall berücksichtigte. Dr. W. erklärte: „Es ist üblich, erst einmal 25 Stunden zu beantragen und bei Bedarf noch einen Folgeantrag zu stellen." Sei es drum! Sie beantragte 25 Stunden mit der Aussicht auf Verlängerung, falls dies nötig sei. Bei der nächsten Sitzung wollten wir über die genaue Vorgehensweise der Therapie sprechen. „Überlegen Sie sich, welche Therapieform für Sie infrage kommt." Gab es da eine Auswahl? Ich dachte, das sei bereits dadurch festgelegt, dass ich mir Frau W. als Therapeutin ausgesucht hatte.

Beim nächsten Treffen fragte sie mich wie besprochen nach dem Wunsch meiner Therapierichtung. Ich drückste herum, weil ich sowohl die Frage als auch den Zeitpunkt der Frage nach wie vor seltsam fand. „Am sinnvollsten ist vielleicht eine Kombination aus Gesprächs- und Verhaltenstherapie, wenn das möglich ist", sagte ich zaghaft. „Nein, das ist nicht möglich. Ich bin Gesprächstherapeutin und keine Verhaltenstherapeutin", erklärte sie schnippisch. „Ich habe eine psychotherapeutische Ausbildung und mit Behaviorismus nichts zu tun." Auch in Ordnung. Aber was sollte denn der ganze Firlefanz? Ich wollte die Therapie, daran bestand kein Zweifel, und ich wollte sie bei Dr. W. machen; alles Weitere würde sich finden. „Sie können sich also vorstellen, die Therapie bei mir zu machen, sind Sie ganz sicher? Mein Eindruck ist nämlich ein anderer", erklärte sie mir. Ich war baff. Wieso nahm sie etwas wahr, was sich nicht mit meinem Gefühl deckte? Erst eine Woche zuvor hatte ich ihre Telefonnummer einer Freundin gegeben, die ebenfalls auf der Suche nach einer geeigneten Therapeutin war. Ich hätte Dr. W. wohl kaum weiterempfohlen, wenn ich nichts von ihr gehalten hätte. Wer war hier eigentlich von wem verunsichert? Ich hatte ihre Frage ehrlich beantwortet, was sollte diese seltsame Unterstellung? Ich brauchte ihre Zuwendung, nicht ihre Zweifel. Nachdem ich Dr. W. noch einmal versichert hatte, dass ich die Therapie ganz bestimmt bei ihr machen wollte, begannen wir mit der eigentlichen therapeutischen Arbeit. Ich hatte jedoch dieses „Ich glaube, Sie wollen gar nicht" so im Hinterkopf, dass ich mich blockiert fühlte. Wieso nahm die Ärztin mich nicht einfach an, mit meiner Zerstreuung, meinen Ängsten und meiner Not? Musste ich ihr erst etwas beweisen, bevor sie mich in ihrer Kartei aufnehmen wollte? Es entwickelte sich eine merkwürdige Atmosphäre. Ich verspürte mehrmals den Impuls aufzustehen und einfach zu gehen. Allmählich hatte auch ich den Eindruck, dass wir nicht zusammenpassten.

Nach dieser Sitzung war ich völlig erledigt. Mit S. konnte ich nicht darüber reden, da ihm die Idee mit der Therapie ohnehin suspekt war. Ich musste mir allein eine Meinung darüber bilden. Was störte die Frau an mir, dass sie es mir so schwer machte? Mit welchen Botschaften konfrontierte sie mich eigentlich? Sie habe mir nicht zugehört, die Therapierichtung, die ich mir vorstelle, vertrete sie gar nicht, und ihr Eindruck sei, dass ich gar nicht mit ihr arbeiten wolle. Das steigerte weder meine Motivation noch mein Selbstvertrauen. Ich nahm mir vor, diese Ungereimtheiten beim nächsten Mal anzusprechen.

Dr. W. hatte in dieser missglückten Sitzung behauptet, es gebe zwei Haltungen zu meiner Schmerzerkrankung, zwischen denen ich wählen könne. Sie sagte zu mir: „Entweder sind Sie chronisch schmerzkrank und alles in Ihrem Leben dreht sich darum. Oder Sie nehmen sich als einen Körper, einen Geist und eine Seele wahr, in der die Krankheit gar nicht existiert." Ich hatte also ihrer Ansicht nach die Wahl zwischen totaler Übermacht oder totaler Verdrängung? Das kam mir aber beides nicht richtig vor. Ich hatte Schmerzen und litt darunter, das war Fakt. Mein Körper zwang mich dazu, meine Schmerzen wahrzunehmen und mich mit ihnen auseinanderzusetzen. Ich erlebte ja tagtäglich, dass sich in meinem Leben alles nur noch um die Schmerzen drehte. Es machte mich irre, ihnen so viel Bedeutung beizumessen. Da ich die Schmerzen als solche nicht verändern konnte, musste ich die Einstellung zu ihnen verändern. Diese Tatsache war mir aber bereits vor Beginn der Therapie klar gewesen. Die Lösung konnte jedoch nicht darin bestehen, die Schmerzen komplett auszublenden. Das hätte ich auch nicht geschafft. Wie sollte das gehen? Vor allen Dingen ließ es sich nicht einfach diktieren. Es musste mir gelingen, die Macht des Schmerzes zu entschärfen. Er sollte nicht mehr im Mittelpunkt meiner Aufmerksamkeit stehen. Ich wollte ihn auf die hinteren Ränge verweisen, damit er nicht mehr so viel Einfluss auf mich haben würde. Leider hatte ich keine zündende Idee, wie ich das anstellen sollte. Aber genau dieses Dilemma wollte ich ja mithilfe der Therapie auflösen.

In der nächsten Sitzung sagte ich zu Dr. W.: „Ich mache mir etwas Sorgen, ob Sie sich vielleicht nicht vorstellen können, therapeutisch mit mir zu arbeiten und Ihre Ablehnung auf mich projizieren." Sie schlug die Beine übereinander und blickte mich ausdruckslos an.

Ich fuhr fort: „Ich finde es verwirrend, dass ich etwas ausgestrahlt haben soll, was ich zu keinem Zeitpunkt empfunden habe. Nun bin ich durch Ihre Bemerkungen verunsichert und weiß gerade nicht, wie ich damit umgehen soll." Na, da hatte ich etwas losgetreten! Sie konterte scharf: „Frau Deike, Sie sind ein Mensch, dem man es nicht recht machen kann. Sie sind nie mit dem zufrieden, was man Ihnen anbietet. Das hat sich ja auch darin gezeigt, dass Sie sofort 50 Stunden haben wollten, anstatt sich erst mal mit 25 zu begnügen. Für mich sind Sie eine Person, die nicht infrage gestellt werden will." Ich war sprachlos. Mal ganz davon abgesehen, dass ich mit ihrer sonderbaren Auslegung nichts anfangen konnte und sie sogar ziemlich anmaßend fand, entsprach ihr Vorgehen in keiner Weise meiner Vorstellung von qualifizierter therapeutischer Arbeit. Es war unprofessionell, mich nach so kurzer Zeit zu beurteilen und mich dann auch noch auf derart negative Grundmuster festzulegen. Sie hatte einfach eine Schublade aufgerissen und mich hineingezwängt. Ich war labil und verunsichert genug und brauchte keinen zusätzlichen Druck von ihr. Dr. W. hatte sich nicht einmal auf bestimmte Zusammenhänge bezogen, sondern meine Person in der Gesamtheit bewertet und vorverurteilt. Ich war maßlos enttäuscht.

Ich beendete die Therapie nach der vierten Sitzung und suchte mir bei meinen Freundinnen die Bestätigung, dass sie mich nicht als den Menschen ansahen, als den Dr. W. mich skizziert hatte. Außerdem unterhielt ich mich ausführlich mit der Freundin, die durch meine Empfehlung ebenfalls bei dieser Therapeutin in Behandlung war. Auch sie hatte bereits nach zwei Sitzungen die Therapie abgebrochen, weil sie die Ärztin so kalt und grenzüberschreitend fand. Es tat uns gut, festzustellen, dass wir einen übereinstimmenden Eindruck hatten und rechtzeitig den Absprung geschafft hatten. Wir trafen die Feststellung, dass Dr. W. ihre therapeutische Macht missbrauchte, und zwar auf Kosten derer, die sich ihr anvertrauten. Meine Freundin und ich waren uns einig darin, dass die Ärztin für Menschen mit Suizidalität eine wirkliche Gefahr darstellen konnte. Was strebte diese Frau an? Ihr Klientel erst zu brechen und anschließend wieder aufzubauen? Meine Freundin hatte ebenfalls sonderbare Fragen und kränkende Äußerungen zu hören bekommen, die teilweise sogar unter die Gürtellinie gingen, aber sie hat es geschafft, sich vehement davon abzugrenzen. Trotz dieser negativen Erfahrung waren wir stolz darauf, dass es uns gelungen war, uns zu distanzieren. Wir werteten dies als Therapieerfolg. S. fühlte sich in seiner Meinung bestätigt, dass der ganze „Psychokram" Menschen mehr schadete, als dass er sie weiterbrachte. Ich war weiterhin der Ansicht, dass eine Gesprächstherapie sehr wohl hilfreich sein kann, nur schien es nicht einfach zu sein, qualifizierte Therapeuten zu finden.

Bis zu diesem Punkt hatte ich immer gehofft, dass mir jemand erklären konnte, woher die Schmerzen kamen und wie ich sie wieder loswerden würde. Doch nun wurde mir immer mehr bewusst, dass scheinbar niemand in der Lage dazu war. Das Phänomen der chronischen Schmerzen war einfach noch zu unerforscht, wie mir schien, ich musste mich damit abfinden. Das bedeute nicht, dass ich die Suche nach Behandlungsmöglichkeiten und einer partiell erfolgreichen Schmerztherapie aufgab, aber ich erwartete nicht mehr, dass mich jemand quasi per Knopfdruck erlöste.

In meinem Alltag konzentrierte ich mich wieder mehr darauf, mich bewusst mit erfreulicheren Dingen zu befassen. Ich verwöhnte mich mit einem hübschen Blumenstrauß, einem leckeren Essen oder einem guten Film. Ich unternahm Ausflüge mit S. oder mit meinen Freundinnen. Ich besuchte meine Eltern und meinen Bruder und meine Schwägerin und spielte mit meinen Neffen und meiner Nichte. Das Leben stellte an mich immer wieder besondere Herausforderungen und ich bemühte mich, diese anzunehmen. Endlich fühlte ich mich wieder bereit und auch in der Lage dazu, mein Leben trotz der Schmerzen mit positiven Inhalten zu füllen.

S. und ich machten Ende April Urlaub auf Kreta. Statt immer zu denken „Wie schön wäre das jetzt alles ohne den Schmerz" konzentrierte ich mich auf folgende Gedanken: Okay, ich habe Schmerzen, das ist übel und gefällt mir nicht – und dennoch kann ich mich an der Schönheit der Berge und des Meeres erfreuen, genieße den Duft der frischen Bergkräuter, den leichten Wind und das satte Grün des Frühlings. Ich habe das große Glück, hier sein zu dürfen und bin dafür unglaublich dankbar.

Es war noch keine Selbstverständlichkeit, meine Gegenwart gedanklich so positiv zu besetzen, aber ich wollte daran arbeiten. Die Panikattacken waren zum Glück auch wieder verschwunden. Das war für mich das Wichtigste. Ich suchte nicht mehr hektisch nach der Auflösung des Rätsels Schmerz. Ich entwickelte mehr Gelassenheit. „Cool bleiben" hieß die neue Devise, und nach den Anstrengungen der letzten Monate tat mir diese Selbstverordnung wirklich gut.

Ich hatte ein großes Vorbild: die mexikanische Malerin Frieda Kahlo (1907–1954). Sie litt als kleines Mädchen bereits unter Kinderlähmung und erlebte mit 18 Jahren dann noch ein schweres Busunglück. Bis an ihr Lebensende kämpfte die Malerin immer wieder mit furchtbaren Schmerzen und musste sich etlichen operativen Eingriffen unterziehen. Doch sie war eine wahre Kämpferin und wählte ihre Malerei als therapeutisches Ausdrucksmittel. Trotz ihrer schlechten körperlichen Verfassung feierte sie das Leben. Frieda hatte eine unglaublich positive Ausstrahlung und strotzte vor Lebensenergie. Das kann ich nur bewundern! Vorbilder zu haben tut gut! Sich an Menschen zu orientieren, die trotz der Härten ihres Lebens, den Mut nicht verlieren und ihr Leben meistern – das wollte ich auch schaffen!

Ich fing an, mich mehr für Schmerzliteratur zu interessieren und stieß dabei auf interessante Beiträge.

15. Der Schmerz und das Leiden

Es ist erstaunlich, welche Ideen man entwickelt, wenn man chronische Dauerschmerzen hat und wie viele Mythen und welcher Aberglaube im Schmerzerlebnis stecken. Ich hatte mich zuvor nie in besonderer Weise mit der Kulturgeschichte des Schmerzes befasst. Interessant ist, wie und aufgrund welcher Einflüsse sich Einstellung und Umgang mit dem Schmerz in anderen Kulturen und im Laufe der Geschichte gewandelt haben. Ich war überrascht, wie oft ich mich darin wiederfand. Ich durchlebte in meiner Gefühlswelt in vielfältiger Weise die Geschichte und die Mythen des Schmerzes. Leiden macht erfinderisch. In Wirklichkeit erfand ich nichts, sondern schien instinktiv auf Deutungsmodelle des Schmerzes zurückzugreifen, wie sie schon seit Jahrhunderten Bestand haben. Erstaunlich ist nur, wie stark sich dieses kulturelle Erbe durchsetzt und noch bis in die heutige Zeit hineinwirkt.

Was ist Schmerz?

- Ein verletzter Nerv?
- Eine Gewebeirritation?
- Eine körperliche Fehlschaltung?
- Eine Funktionsstörung?
- Blockierte Lebensenergie?
- Ein genetischer Defekt?
- Der körperliche Ausdruck einer psychischen Verwundung?
- Pure Einbildung?
- Ein von außen eingedrungener Feind, der im Körper Unheil anrichtet?

- Das Erbe der Ahnen, deren Sünden man auf sich geladen hat?
- Ausdruck des Zorns der Götter über den menschlichen Ungehorsam?
- Das Ergebnis falscher Ansichten und einer falschen Lebensführung?
- Eine Herausforderung an die persönliche Entwicklung und die Chance auf inneres Wachstum?
- Der Beweis für die Ungerechtigkeit des Lebens?
- Ein Zeichen medizinischer Ohnmacht?
- Eine sinnlose, unendliche Qual?
- Ein unerklärliches Phänomen?

Die Frage nach der Bedeutung von Schmerz beschäftigte die Menschen in jedem Zeitalter. Sie kann medizinisch, religiös, psychologisch oder lebensphilosophisch betrachtet werden. Wenn man der Geschichte des Schmerzes folgt, wird deutlich, dass man auf Schmerzen nicht nur als Individuum reagiert, sondern auch als Teil einer sozialen Gruppe und im Kontext der Volkszugehörigkeit, der Religion und des Geschlechts sowie der Epoche, in der man lebt. Verändern sich die Normen, Werte und Erkenntnisse einer Gesellschaft, wandeln sich mit ihr auch die Ansichten über den Schmerz und die soziale Reaktion darauf. Man spricht in diesem Zusammenhang von einer kulturellen Schmerzkonditionierung.

Schmerz kann durch psychologische Gefühlszustände wie Schuld, Furcht, Trauer, Zorn und Niedergeschlagenheit begünstigt und verstärkt werden. Der Schmerz ist eine wandelbare, komplexe Empfindung, die durch viele unterschiedliche Einflüsse mitgeprägt wird. Zu einigen hat man bewussten Zugang, zu anderen nicht. In unserer Kultur hält sich teilweise immer noch der mächtige Mythos des 19. Jahrhunderts aufrecht, der den physischen Schmerz als einen elektrischen Impuls definiert, der durch die Nervenbahnen schießt. Typisch für unsere Kultur ist auch die Vorstellung, dass die Schmerzen in zwei Kategorien auftreten, physisch und psychisch. Chronische Schmerzen haben immer Auswirkungen auf das Gefühlsleben und sind deshalb nie rein körperlich. Psychischer Schmerz drückt sich nicht nur in unseren Gedanken aus, sondern steht in einer engen Wechselbeziehung zu körperlichen Reaktionen.

The International Association for the Study of Pain (IASP), gegründet 1973, deren Ausschuss aus vierzehn der renommiertesten Schmerzspezialisten der Welt bestand, einigte sich auf folgende Definition: Sie beschrieben den Schmerz als „ein unangenehmes Sinnes- und Gefühlserlebnis, das mit akuter oder potentieller Gewebsschädigung verknüpft ist oder mit Begriffen einer solchen Schädigung beschrieben wird" (Morris, S. 28).

Neben biomedizinischen Erkenntnissen und dem Wissen um kulturelle Einflüsse und Prägung unterliegt die Bedeutung von Schmerz immer sozialen und persönlichen Interpretationen der Betroffenen. Die Macht der Schmerzen entsteht nicht allein durch den Schmerzreiz und die Schmerzstärke, sondern durch die Sinngebung und unsere emotionale Reaktion darauf. Der Schmerz ist das, was ich in ihm sehe. Die Macht der Schmerzen liegt also letztlich in unserem Bewusstsein.

Manche Schmerzen sind medizinisch zu erklären und aufzulösen oder zumindest zu lindern. Es gibt aber Schädigungen, die irreparabel scheinen und mit denen man sich abfinden muss. Schmerzen sind aber immer kognitiv-kulturell, geschichtlich und sozial geprägt und werden durch diese Einflüsse verstärkt oder abgeschwächt. Doch viele Fragen hinsichtlich chronischer Schmerzen bleiben unbeantwortet. Der Schmerz hat etwas Mysteriöses an sich. Es scheint so, als lägen wichtige Informationsquellen, die von niemandem zu entschlüsseln sind, im Verborgenen. Erlernte und vertraute Denk- und Verhaltensmuster greifen bei dem Versuch des Verstehens nicht in gewohnter Weise, was den Schmerz so fremd und unkalkulierbar erscheinen lässt. Dem Schmerz haftet also etwas Geheimnisvolles an, etwas, das über das medizinische, psychologische und philosophische Wissen hinausgeht; schwer zu akzeptieren in einer hochtechnisierten Kultur, von der man erwartet, dass sie für alles eine Lösung hat.

Was ist Leiden im Hinblick auf die chronischen Schmerzen?

Chronische Schmerzen haben Auswirkungen auf alle Lebensbereiche und beeinflussen immer sowohl den Körper als auch das Gefühlsleben. Das Leiden ist die Auswirkung einer Notlage, die durch chronische Schmerzen verursacht worden sein kann.

Ein Mensch, der stark unter Schmerzen leidet, fühlt sich einsam, unverstanden, isoliert, hilflos und verzweifelt. Leid ist nicht ohne Schmerz denkbar und der Schmerz nur zu verstehen, wenn man das Leiden kennt, deshalb ist es wichtig, die Verknüpfung von Schmerz und Leid zu begreifen und richtig einzuordnen, da sie erst im Zusammenwirken so stark und mächtig erscheinen.

Menschen, die stark unter ihrer Schmerzproblematik leiden, befinden sich in einer emotionalen Sackgasse. In einer Lebensphase, in der man sich der sozialen Gemeinschaft entrückt fühlt, ist es wichtig, diese Verbindung gedanklich und gefühlsmäßig wiederherzustellen. Ärzte richten ihre Aufmerksamkeit auf den Schmerz und die Linderung der Symptome. Vielleicht wäre den Patienten mehr damit geholfen, wenn man sich intensiver mit dem Begriff des Leidens beschäftigte. Sind die Ursachen einer chronischen Erkrankung über einen längeren Zeitraum nicht erkennbar (was ja in der Regel der Fall ist), bleibt schließlich auch nichts anderes übrig, als sich dem Leiden zuzuwenden. Es sollte meines Erachtens viel mehr Aufmerksamkeit in der Schmerztherapie verdienen. Das Leiden ist ein inneres Geschehen, das anderen Personen nicht unmittelbar zugänglich ist. Mediziner sind daher umso mehr auf die Informationen der Betroffenen angewiesen, um zu erfahren, wie sich die Schmerzen und das damit verbundene Leiden auf das Leben ihrer Patienten auswirken.

Man muss sich das Leiden als das Zusammenwirken von körperlichen Empfindungen, Geisteshaltung und emotionaler Reaktion vorstellen. Wird im Körper ein Schaden angezeigt, wird erst durch die Mitwirkung des Geistes der Schmerz bewusst wahrgenommen und erhält eine bestimmte Bewertung. Durch diese Bewertung und die persönliche Bedeutung für die Betroffenen werden bestimmte Empfindungen ausgelöst. Leiden entsteht aus der Verbindung zwischen Geist (Wahrnehmung, Verstand, Wissen, Denken, Einsicht und Einstellung) und Seele (Psyche, Gefühle, innere Gemütsverfassung, Lebenserfahrung, Persönlichkeit und Charakter). In diesem Zusammenspiel entwickelt sich eine bestimmte Haltung zum Schmerz, die sich im Verhalten, Fühlen und Denken widerspiegelt. Erst wenn man sich klar darüber geworden ist, wie jemand den Schmerz erlebt, wie das persönliche Deutungsmodell aussieht und wie die emotionale Reaktion auf den Schmerz ist, wird man begreifen können, wie das Leiden entsteht und was es so qualvoll macht.

Wenn man das Leiden der Betroffenen in die Schmerztherapie einbezieht, sollten Bewertungen wie richtig oder falsch, wahr oder unwahr zunächst einmal keine Rolle spielen. All das, was Patienten als Reaktion auf die Schmerzerfahrung angeben, ist für sie bestimmend und spiegelt ihre Realität wider. Wenn es gelingt, das Leiden der Patienten zu verstehen und richtig einzuordnen, kann man sich besser in sie hineinfühlen und adäquate Behandlungskonzepte entwickeln, die das Empfinden der Patienten ausreichend berücksichtigen.

Ich glaube, das Schlimmste an den Dauerschmerzen ist für die meisten chronisch Kranken, denen keine klare Diagnose gestellt werden kann, das Gefühl der Sinnlosigkeit der Schmerzen. Was so zermürbt, ist die Empfindung, die Gesundheit ohne einen erkennbaren Grund zu opfern, ohne ein Verstehen, ohne einen Hinweis auf die Zusammenhänge. Die Verzweiflung über diese Nutzlosigkeit der Schmerzen droht jede Hoffnung auf eine Veränderung im Keim zu ersticken. Man braucht aber etwas, an das man glauben kann. Etwas, dass einem Hoffnung gibt und einen dazu ermutigt, weiterzukämpfen. Was außerdem unglaublich belastend ist, ist die Tatsache, dass völlig unklar ist, wie lange die Schmerzen andauern werden. Theoretisch ist alles möglich zwischen drei Monaten und lebenslänglich. Die Kröte muss man erst mal schlucken. Das ist hart, ganz besonders für junge Menschen!

Heute können und sollten starke chronische Schmerzen mit hochwirksamen Medikamenten behandelt und ein kontinuierlicher Wirkspiegel über 24 Stunden sichergestellt werden. Man weiß aus der modernen Schmerzforschung inzwischen, dass es nicht nur auf die Anwendung des individuell angepassten Wirkstoffs ankommt, sondern auch darauf, dass die Wirkstoffkonzentration ausreichend ist und rund um die Uhr erfolgt. Das heißt, dass die Medikamente so gut wirken, dass zwischen den Einnahmen keine Schmerzen auftreten und der betroffene Patient nahezu schmerzfrei gehalten werden kann. Die Ängste, die mit den Schmerzen verbunden sind, können abgebaut werden, die Lebensqualität erhöht sich und auch ein erholsamer Schlaf ist wieder möglich. Außerdem soll durch dieses Vorgehen eine Steigerung des Schmerzmittelbedarfs vermieden werden, die mit der Zeit in Abhängigkeit und Sucht führen kann.

Mit mittelpotenten Opioidschmerzmitteln wie Dihydrocodein, Tramadol und Tilidin bzw. hochpotenten Opioidschmerzmitteln wie Morphin, Hydromorphon, Buprenorphin, Fentanyl und Oxycodon rückt man dem Dauerschmerz zu Leibe. Man verhindert damit auch, dass sich ein Schmerzgedächtnis ausbildet, denn das Seltsame an Schmerzen ist, dass wir uns nicht an sie gewöhnen, sondern dass ein anhaltender Schmerz dazu führt, dass wir immer empfindlicher auf ihn reagieren und er stärker und länger in Erscheinung tritt. Aus dem Grunde ist es so wichtig, ihn rechtzeitig einzudämmen.

16. Das allgemeine Verhalten der Ärzte

Wenn in medizinischen Praxen und Kliniken von chronischen Schmerzen die Rede ist, werden in der Regel folgende Fragen gestellt:

- Wo befindet sich der Schmerz?
- Wie macht er sich bemerkbar?
- Wann trat er zum ersten Mal auf?
- Welche Maßnahmen wurden bereits durchgeführt und mit welchem Erfolg?
- Welche Medikamente wurden verabreicht?
- Ist der Schmerz ständig vorhanden oder episodisch?

Mit der Ermittlung dieser Fakten erschöpft es sich dann aber auch. Was all diese Fragen gemeinsam haben, ist eine Betrachtungsweise, die Patienten auf ihre Funktionsweise und messbare Befunde reduziert. Wollen Ärzte das Wesen des Schmerzes und die Bedeutung für die Betroffenen jedoch wirklich verstehen, so reicht es nicht aus, rein medizinisch an die Sache heranzugehen.

Wer *verstehen* will, muss zunächst einmal *begreifen*, dass ein Leben mit Dauerschmerzen extreme Gefühle auslösen kann, die von Außenstehenden schwer nachzuvollziehen sind. Wer die Schmerzen, seine Eigenschaften und die Ausnahmesituation, in der sich die Patienten befinden, begreifen will, sollte in die Gefühlswelt der Schmerzkranken hineintauchen. Sich auf den Schmerz, den Zorn, die Trauer, die Angst, die Hoffnungslosigkeit und die punktuelle Irrationalität der Kranken einlassen zu können ist die einzige Möglichkeit, sich dem Phänomen chronischer Schmerzen – mit seinen Auswirkungen auf die Psyche der Betroffenen – wirklich anzunähern. Nur wer die Situation der Kranken kennt und bereit ist, in ihre alltägliche Lebensrealität Einblick zu nehmen, wird erkennen, dass sich das Schmerzphänomen nun einmal nicht auf physikalische Abläufe und komplexe Signale der Nerven beschränken lässt. Um den Hilfesuchenden gerecht werden zu können, ist es erforderlich, eine andere Perspektive einzunehmen. Daher wäre es wünschenswert, wenn sich mehr Mediziner dazu bereit erklärten, von den Kranken zu lernen und ihre Anliegen ernst zu nehmen. Dieses grundlegende Verständnis erfuhr ich zum ersten Mal in meiner Reha-Kur in Bad Zwesten 2012 und später dann in der Schmerzklinik Kiel 2017.

Will man die Patienten verstehen, um ihnen adäquat helfen zu können, reicht es nicht aus zu wissen, wie der Körper funktioniert, ebenso wichtig erscheint mir die Frage, wie es sich anfühlt, in ihm zu leben.

Meine überwiegende Erfahrung mit Ärzten war in den Neunzigerjahren die, dass ich nur so lange gern gesehen war, wie sie selbst an die Möglichkeit einer Behebung oder drastischen Minimierung der Störung glauben konnten und ich widerspruchslos alle ihre Anweisungen befolgte. Eine anfängliche Offenheit und Interesse verwandelten sich nach einigen Sitzungen meist zu einer wachsenden Ungeduld. Eine von mir getroffene Entscheidung gegen eine ärztliche Empfehlung war unerwünscht, bot aber die perfekte Erklärung, weshalb die Behandlung erfolglos blieb. Die Verantwortung für das Ausbleiben eines Erfolges wurde nach und nach immer mehr auf mich, die Patientin gelenkt, schließlich fühlten sich die meisten Ärzte nicht mehr zuständig. Sie schickten mich zu Kollegen, die mich ebenfalls nach kurzer Zeit weiterverwiesen. Ich fühlte mich abgeschoben, so wie es mir Professor B. vorhergesagt hatte und selbst praktizierte. Chronisch Kranke sind unbequem, kosten viel Zeit und Nerven und erinnern die Ärzte daran, wie beschränkt die Heilungschancen sind. Wer möchte sich schon gern immer wieder mit der eigenen Hilflosigkeit konfrontieren?

Wenn herkömmliche Diagnoseverfahren versagten und sich kein medizinisch behandelbarer Defekt nachweisen ließ, wie im Fall meiner chronischen Zahn- und Gesichtsschmerzen, dann war die Krankheit eben psychogen. Damit war eine neue Diagnose gestellt und die Sache erledigt, denn schließlich fiel die Psyche ja in einen anderen Zuständigkeitsbereich. Wenn Ärzte keine Misserfolge ertrugen, was glaubten sie wohl, wie ihren Patienten erst zumute war?

Ich erwarte längst keine Wunder mehr. Ich erwarte nichts Übermenschliches. Das Einzige, was ich verlange, ist, ernst genommen zu werden. Ich leide! Aber ich bin auch nicht nur eine Frau mit einer chronischen Erkrankung. Ich bestehe zum Glück nicht nur aus Schmerzen, auch wenn ich an ganz schlimmen Tagen diese Tatsache selbst aus den Augen verliere.

Doch über den Schmerz hinaus bin ich auch ein Mensch wie jeder andere. Ich bin die Freundin eines Mannes, bin die Tochter meiner Eltern, ich bin die Schwester meines Bruders, bin Tante, Enkelkind und Nichte. Ich bin Nachbarin, Mieterin, Kollegin und beste Freundin. Ich habe einen Vollzeitjob, Hobbys und Träume. Ich habe Entscheidungen zu treffen, Aufgaben zu erfüllen, mein Leben zu gestalten, genau wie Menschen ohne Handicap. Ich will mich nicht auf meine Symptome reduzieren lassen.

Nur wenige Ärzte fragten mich in den Neunzigerjahren nach meinen Einschätzungen, Wünschen und Zielvorstellungen hinsichtlich des Schmerzerlebens. Die meisten trafen die wichtigsten Entscheidungen ohne mein Zutun – als sei dies etwas, das mich nichts anginge.

Ob Ärzte gut oder schlecht sind, zeigt sich erst, wenn wirklich ernsthafte Probleme auftauchen. Ganz besonders in der Schmerztherapie ist es erforderlich, dass Ärzte nicht nur einzelne Organe oder kranke Systeme behandeln, sondern sich auf eine ganzheitliche Behandlung konzentrieren, die alle Lebensbereiche des chronisch Kranken miteinbezieht. Gesundheit definiert die Weltgesundheitsorganisation als „Zustand des vollständigen, körperlichen, geistigen und sozialen Wohlergehens und nicht nur das Fehlen von Krankheit und Gebrechen". Genau diesen Zustand sehnte ich mir herbei.

Die Mängel, die meiner Meinung nach selbst heute – im Jahr 2020 – immer noch in zu vielen ärztlichen Praxen herrschen, sind:

- die unzureichende Aufklärung über die Erkrankung
- die mangelnde Einbeziehung der Patienten in den Verlauf der Behandlung
- das Ignorieren psychosozialer Aspekte in der Schmerztherapie

- die fehlende Empathie und die Reduzierung der Patienten auf ihre erkrankten Organe oder Funktionsstörungen (Objektivierung)
- die Tatsache, dass oftmals die wirtschaftliche Rentabilität einer Behandlung im Vordergrund steht
- eine Zweiklassenmedizin zu befürworten, in dem nur die Privatpatienten behandelt werden oder Kassenpatienten ausschließlich Privatrechnungen ausgestellt werden
- mangelnde interdisziplinäre (fachübergreifende) Zusammenarbeit

Wenn in der komplexen Schmerztherapie die Bereitschaft fehlt, mit anderen Fachrichtungen zu kooperieren und von dem Wissen und der Erfahrung anderer Disziplinen zu profitieren, wird es schwer, erfolgreiche Behandlungskonzepte zu entwickeln. Man muss das Problem von allen Seiten beleuchten und einen ganzheitlichen Blick auf das Geschehen werfen.

Wichtig für den Behandlungserfolg ist, dass zwischen Ärzten und Patienten ein gutes Vertrauensverhältnis besteht. Das setzt voraus, dass Mediziner sich die Mühe machen, die Patienten medizinisch kompetent, empathisch und in einer Sprache, die sie auch verstehen, zu beraten. Damit sich die Patienten ernst genommen fühlen und den Ärzten vertrauen können, sollte man ihnen zunächst einmal gut zuhören und sie ausreden lassen. Dann wäre es wünschenswert, gemeinsam an einem geeigneten Behandlungsplan zu arbeiten.

Natürlich kann man nicht nur den Ärzten die ganze Verantwortung zuschieben. Auch Patienten müssen zur Kooperation bereit sein. Sie müssen lernen, die Verantwortung für sich und ihr Leben zu übernehmen. Sie sollten sich ausführlich mit ihrer Krankheit auseinandersetzen und sich umfassend informieren. Damals war das noch nicht so einfach. Aber heute – im Zeitalter des Internets – ist so viel möglich. Das Netz bietet eine unerschöpfliche Quelle des Wissens. Man muss nur darauf achten, dass man sich seriöse Seiten anschaut. Durch die eigene Weiterbildung können die Vorschläge in das Therapiekonzept mit einfließen. Das in dieser Weise gemeinsam entwickelte Konzept zwischen fachkundigen Ärzten und mündigen Patienten sollte dann auch eingehalten werden. Patienten haben die Pflicht und das Recht, nachzufragen, wenn sie etwas nicht verstanden haben. Sie sollten auch über mögliche Ängste vor einem Eingriff oder Zweifel an der Wirksamkeit der verabredeten medizinischen Versorgung sprechen. Vorschläge und Fragen der Patienten sollten immer angemessen und ohne jeden Zynismus oder fragwürdige Komik beantwortet werden.

17. Neue und alte Gesichter

In den darauffolgenden Monaten versammelte ich einen neuen Ärztestab um mich. Von meiner alten Hausärztin Dr. W. verabschiedete ich mich vorübergehend. Sie hatte mir bei einem meiner letzten Besuche gesagt: „Kauen Sie regelmäßig Kaugummis, dass entspannt die Kiefermuskulatur." Die Lösung meines Problems war in Alufolie verpackt und für kleines Geld zu haben, weshalb war ich nur nicht selbst darauf gekommen? Es war mitunter erstaunlich, welche weisen, praktischen Tipps ich im Laufe der Zeit so bekam. Es war tatsächlich gut, meinen Kiefer in Bewegung zu halten. Die beste Schmerzstufe hatte ich meistens beim Essen. Darauf musste mich allerdings nach drei Jahren Schmerzerfahrung niemand mehr hinweisen. Das ist so, als wenn man jemanden, der seit Jahren unter starken Kopfschmerzen leidet, sagt: „Legen Sie sich doch mal einen kalten Waschlappen auf die Stirn, das könnte Ihre Schmerzen ein wenig lindern." In der Rückschau betrachtet sage ich mir, dass meine Hausärztin einfach ratlos war, aber es natürlich gut mit mir meinte. Damals fühlte ich mich aber in der Schwere meiner Erkrankung überhaupt nicht ernst genommen und regelrecht veräppelt.

Im Frühjahr 1998 lernte ich Dr. M. kennen. Er war homöopathischer Arzt und nahm sich viel Zeit für mich. Das ließ er sich allerdings auch gut bezahlen! Ich sollte meinen Schmerz schriftlich beschreiben. Er wollte diese Aufzeichnungen vor unserer nächsten Sitzung vorliegen haben, um sich entsprechend vorbereiten zu können. Dr. M. machte einen sehr sympathischen Eindruck auf mich. Seit ich meine Erwartungen an Ärzte drastisch heruntergeschraubt hatte, fühlte ich mich nicht mehr ganz so angreifbar. Ich konnte mir in Ruhe anhören, was der neue Arzt mir zu sagen hatte und anschließend entscheiden, was davon brauchbar war und was ich getrost vergessen konnte. Er hatte aus meinen Aufzeichnungen eine Art Persönlichkeitsprofil erstellt, aber er konfrontierte mich damit in einer ganz anderen Art und Weise als die Psychotherapeutin Dr. W. Er legte mich nicht anklagend und provozierend auf scheinbare Persönlichkeitsmerkmale fest, sondern reagierte wohlmeinend und intuitiv. Er schüttelte den Kopf, als ich ihm von dem misslungenen Therapieversuch erzählte. „Eine Gesprächstherapie ist auch nichts für Sie", erklärte er, „dafür sind Sie viel zu clever und wortgewandt." Ich fühlte mich gebauchpinselt, obwohl mir klar war, dass diese Einschätzung sicher nicht als Kompliment gedacht war. Ein selbstzufriedenes Grinsen konnte ich mir dennoch nicht verkneifen. Aber nach der Erfahrung mit Dr. W. gönnte ich mir diesen Anflug von Überheblichkeit.

Dr. M. empfahl mir eine körperorientierte Therapie, womit ich gleich einverstanden war. Leider konnte auch er mir keinen Therapeuten mit Kassenzulassung nennen. Eine Stunde würde 120 DM kosten, also beinahe 500 DM im Monat, das war ganz schön happig: Schließlich war das eine ganze Monatsmiete! Woher nehmen und nicht stehlen? Wahrscheinlich würde mir die Körperarbeit guttun, aber auch sie würde vermutlich wieder zu hohe Erwartungen in mir wecken.

Ich erinnerte mich an eine Weiterbildungsmaßnahme im Herbst 1996, als die Kursleiterin, eine ausgebildete Körpertherapeutin, eine Fantasiereise mit uns machte. Sie forderte uns auf, uns vorzustellen, dass verschiedene Farben durch unseren Körper fließen, die Reaktionen in uns auslösen. Gedanklich in meinem Kiefer angelangt, fing ich bitterlich an zu weinen und konnte mich nur schwer wieder beruhigen. In der Nachbesprechung meinte sie: „Freuen Sie sich doch, dass Ihr Körper so sensibel und empfänglich auf diese Bilder reagiert hat." Das sah ich anders. Ich hatte nicht sensibel auf die Bilder reagiert, sondern auf meine Schmerzen, und diese waren sowieso da, ob ich nun in Gedanken Bilder durch meinen Körper schickte oder nicht. Ich hatte allenfalls meine gesamte Aufmerksamkeit auf den Schmerz gelenkt, was dazu geführt hatte, dass mir die Tränen kamen. Nach der Sitzung fühlte ich mich nicht erleichtert, sondern beschwert, was nicht Sinn der Sache war. Sich in Schmerzen winden, um zu überwinden – manchmal war das die Lösung, aber manchmal eben auch nicht.

Im Vergleich zu 1996 hatte sich meine Schmerzstufe von gewöhnlich 6–8 auf 3–5 verbessert, was eine bessere Voraussetzung für die Therapie bot. Aber war ich gewillt und in der Lage, 500 DM im Monat dafür auszugeben und bis zu einem Jahr Wartezeit in Kauf zu nehmen? Was nützte mir Hilfe in einem Jahr, wenn ich sie jetzt benötigte? Dr. M. respektierte diesen Einwand und gab mir homöopathische Kügelchen gegen Traurigkeit, die ich anstandslos schluckte. Ich war kein deprimierter Mensch, sondern deprimiert, weil ich Schmerzen hatte – das ist nicht dasselbe. Ich war mir nicht sicher, ob Dr. M. da einen Unterschied machte.

„Haben die Kügelchen etwas bewirkt?", fragte er mich in der nächsten Sprechstunde. Ich verneinte. Allmählich zweifelte ich die Wirksamkeit von homöopathischen Mitteln an, denn bisher hatte ich noch nie irgendeinen Nutzen verspürt, offensichtlich nicht einmal über den Placebo-Effekt!

„Es ist vielleicht nötig, eine genauere Anamnese anzufertigen, das verursacht dann allerdings zusätzliche Kosten", sagte er. Ich musste sofort an Prof. B. denken. „Es gibt die Möglichkeit, eine Aufbiss-Schiene anzufertigen, die noch exakter an das Kiefergelenk angepasst wird", hörte ich ihn sagen. Glaubten die denn alle, ich sei meschugge? Kurzum, ich war das letzte Mal bei dem Homöopathen.

Stattdessen versuchte ich es bei einem weiteren Schmerztherapeuten, Dr. K. Seinen Namen hatte ich auf einer Schmerztagung aufgeschnappt. Ich musste einen sehr umfangreichen Schmerzfragebogen ausfüllen. Der Arzt führte das übliche Erstuntersuchungsgespräch mit mir und verschrieb mir ein TENS-Gerät zur Elektrostimulation meines Gesichts. Dieses Gerät bewirkt, dass die Leitung von Schmerzimpulsen über die Nerven blockiert wird, indem ihnen mehr oder minder schwache Stromreize entgegengesetzt werden, die die Schmerzreize überlagern. Die Stärke und Frequenz des Gerätes lassen sich verstellen. Theoretisch klang es nicht übel, in der Anwendung war es auch unproblematisch, nur wirkte es leider nicht in gewünschter Weise. Es lenkte mich ab und gab mir das Gefühl, dem Schmerz aktiv etwas entgegenzusetzen, aber mehr konnte es leider auch nicht ausrichten. Trotzdem behielt ich das Gerät und benutzte es eine Weile sehr regelmäßig.

Dr. K. verschrieb mir Johanniskrautkapseln zur Beruhigung und bot mir eine Ganzkörper-Akupunktur-Behandlung an. Er steckte mir Nadeln in die Füße, in die Knie, in den Rücken, ins Gesicht und ins Ohr; ich spürte die Einstiche kaum, bis auf den Punkt unterhalb der Nasenwurzel. Der tat richtig weh. Der Arzt setzte die Nadeln immer etwas anders, nahm Punkte hinzu und ließ andere weg, doch es zeigte sich nicht die geringste Wirkung. Wir beantragten keine Verlängerung bei der Krankenkasse. Es zeigte sich, dass auch Akupunktur keinen Einfluss auf die Schmerzen nahm.

Zeitgleich stellte ich mich noch einem Neurologen vor. Der fehlte mir noch in meiner Sammlung. Dr. S. konnte nichts Auffälliges feststellen. Er war einer von den groben, unsensiblen Ärzten und ergänzte meine Diagnosen auf eine weitere: atypische Trigeminusneuralgie. Was sollte das denn sein? Bei einer Trigeminusneuralgie treten doch anfallartige, stechende, neuralgische Gesichtsschmerzen auf. Das kannte ich von meiner Oma, aber es ließ sich doch mit meinem Krankheitsbild gar nicht vergleichen. Meine Schmerzen äußerten sich stets als Ziehen, Beißen oder Brennen. Der Neurologe verschrieb mir ein Mittel, das Tegretal® hieß und gegen die Schmerzen eingesetzt werden sollte. Ich verspürte keinerlei Wirkung und setzte das Mittel gleich wieder ab. In seinem Befundbericht behauptete Dr. S., dass ich über stechende Schmerzen geklagt hätte … Wenn die Diagnose nicht mit dem Beschwerdebild übereinstimmt, muss man der Patientin einfach die entsprechenden Aussagen in den Mund legen …

Es wurde immer kurioser! Diese Suche nach Erklärungen und Diagnosen, das Herumexperimentieren mit Medikamenten und die Durchsetzung wirtschaftlicher Interessen, die Fachsimpelei, die manche Ärzte betrieben – und ich als Laie mittendrin. Wenn es mir nicht so schlecht gegangen wäre, hätte mich das Ganze vermutlich sehr amüsiert.

Ich erwartete längst keine Wunder mehr, sondern lediglich eine Schmerzreduzierung. Ich war ganz zufrieden, wenn die Schmerzstufe bei 3–5 lag. Das reichte aus, um eine halbwegs akzeptable Lebensqualität zu haben. Mit dieser Stufe gelang es mir, meinen Alltag zu bewältigen und wieder mehr genussvolle Momente zu erleben. Ich begriff, dass mich die Krankheit nicht nur geschwächt, sondern in mentaler Hinsicht auch stärker gemacht hatte. Diese Feststellung und mein neues Selbstverständnis taten mir gut und erleichterten den Umgang mit den Schmerzen.

Mein Schmerztherapeut Dr. K. wollte mich zu einem Kollegen überweisen. „Ich kenne eine sehr fähigen Spezialisten auf dem Gebiet der Kiefererkrankungen", verkündete er mir mit einem gewinnenden Lächeln. Bei der Nennung des Namens entgleisten meine Gesichtszüge. Er sprach von Prof. B. Ich klärte Dr. K. darüber auf, dass ich bereits das „Vergnügen" mit dem Professor gehabt hätte und keinen Sinn darin sehe, ihn nochmals zu bemühen. Dr. K. überredete mich, es ein letztes Mal zu versuchen. Er versprach mir, dem Professor eine kurze Mitteilung zukommen zu lassen, dass er sich doch bitte meiner annehmen möge. Ich erklärte mich einverstanden und machte einen Termin für Juli 1998.

Am Tag der Untersuchung ging ich um 9:25 Uhr ins Krankenhaus und meldete mich in der Anmeldung A. Dort teilte ich mit, dass ich einen Termin bei dem Professor hätte. Ich wurde daraufhin zur Anmeldung B geschickt. Dort wurde mir gesagt, dass ich bei ihnen nicht angemeldet sei und zurück in die Anmeldung A gehen müsse. Um 10:45 Uhr wurde ich dort aufgerufen. Ein junger Arzt kam auf mich zu und stellte sich vor. Ich fragte sofort nach Prof. B. Der Arzt erklärte mir, dass ich einen Termin für die Abteilung hätte, aber nicht bei dem Professor persönlich. Ich widersprach ihm und erklärte, dass ich telefonisch einen Termin bei Prof. B. vereinbart hätte und in der Vergangenheit bereits mehrmals bei ihm gewesen sei. Der Arzt fragte mich direkt, ob ich Privatpatientin sei. Also daher wehte der Wind! „Nein, bin ich nicht. Bedeutet das, dass ich keine Chance habe, mit dem Professor zu sprechen?", fragte ich ihn herausfordernd. Er antwortete nicht, telefonierte mit der Anmeldung B und schickte mich wieder dorthin zurück. „Sie müssen aber Wartezeiten in Kauf nehmen, Frau Deike." (Als hätte ich die Station gerade erst betreten, ich wartete bereits über eine Stunde!) In Abteilung B saß eine Mutter mit ihrem Sohn. Sie regte sich darüber auf, dass sie eine halbe Stunde warten musste, ehe sie um 11:00 Uhr aufgerufen wurde. Luxusprobleme! Um 11:20 Uhr wurde ich zu Prof. B. bestellt. Er machte seine vertraute „Verehrung", indem er sich kurz vor mir verneigte und mir seinen Namen nannte. „Ich kenne Sie bereits", antwortete ich betont freundlich. Sichtlich überrascht nahm er diese Mitteilung zur Kenntnis und bat mich, Platz zu nehmen. Ich sagte: „Ich bin die Patientin von Dr. K., der sie telefonisch über den Stand meines Falls informiert haben dürfte." Prof. B. reagierte nicht darauf, sondern bat mich, für einen Augenblick im Wartezimmer Platz zu nehmen. Er wolle noch mal schnell einen Blick in die Unterlagen werfen … Um 11:23 Uhr saß ich wieder im Wartezimmer. Um 11:30 Uhr sah ich Prof. B. eilig über den Flur huschen. Um 12:00 Uhr saß ich noch immer am selben Fleck, Prof. B. studierte meine Akte offenbar sehr gründlich … Die Frau in der Anmeldung erklärte mir kurze Zeit später, dass sie meine Unterlagen nicht finden könne. Langsam wurde ich ärgerlich und sagte: „Ich bin bereit noch eine Viertelstunde zu warten, danach gehe ich. Ich sitze hier bereits seit 9:15 Uhr." „Heute ist aber auch keine offizielle Sprechstunde und lange Wartezeiten sind normal", sagte sie schnippisch. „Die Verwaltung hat mir diesen Termin aber nun einmal zugewiesen", erwiderte ich ebenfalls gereizt. Es nützte mir nichts, formal im Recht zu sein. Um 12:20 Uhr bekam ich zu hören, dass es nun noch eine halbe Stunde dauern würde. „Wollen Sie warten, oder soll ich Ihnen einen neuen Termin geben?" Ich entschied mich zu warten. Um 12:50 Uhr kam erneut der Arzt, mit dem ich bereits gesprochen hatte und sagte, es würde sich bei Prof. B. noch weiter verzögern. Ob ich bereit wäre, mich auch von einem der anderen Spezialisten untersuchen zu lassen. Um 12:55 Uhr stellte sich ein Dr. T. bei mir vor. Ich schilderte ihm mein Problem, aber erfuhr von ihm auch nichts Neues über meine Erkrankung.

Um 13:20 Uhr traf ich zufällig Prof. B. im Flur. Er besaß tatsächlich die Dreistigkeit, mich anzusprechen: „Sehen Sie", sagte er, auf mein Verständnis hoffend, „so lange hätten Sie auf mich warten müssen. Da waren Sie doch so besser bedient." Ich war zu verblüfft, um ihm etwas zu entgegnen und grinste nur säuerlich. Dr. T. sagte zu dem Professor: „Es wäre gut, wenn sich Ihnen die Patientin noch einmal vorstellt. Die Sache ist sehr komplex, kein leichter Fall. Der Professor versprach, sich meiner anzunehmen ... irgendwann ...

Es war mir eine Genugtuung, meinem Schmerztherapeuten von dem gescheiterten Versuch, mit dem Professor in Kontakt zu treten, Bericht zu erstatten. Ich hatte doch meine berechtigten Gründe, diesem Mann nicht mehr zu vertrauen. Dass Kollegen von ihm beeindruckt waren, konnte ich mir lebhaft vorstellen. Er ist zweifellos jemand, der sich bei Vorträgen und auf Fachkonferenzen mächtig ins Zeug legt, aber er gibt sich offenkundig keine Mühe für eine einfache, chronisch schmerzkranke Kassenpatientin. Die soll gefälligst zu den jungen Kollegen gehen und ihn nicht behelligen. Wie er über mein Krankheitsbild dachte, hatte er ja bereits vor Monaten sehr anschaulich illustriert. Ich legte längst keinen Wert mehr darauf, mich von ihm behandeln zu lassen, aber die Art und Weise, in der er mir ausgewichen war, fand ich ein starkes Stück – Filmstoff für einen Loriot-Sketch.

18. Traurige Nachrichten

Es gab zwei Mitteilungen im Sommer 1998, die mich sehr traurig machten und gedanklich sehr beschäftigten. Die erste schlechte Nachricht war, dass mein Onkel Otto an Darmkrebs erkrankt war. Es sah nicht gut für ihn aus, da der Krebs bereits gestreut und die Leber befallen hatte, aber ich wollte nicht wahrhaben, wie schlecht es um ihn stand.

Die zweite schlechte Nachricht betraf C. und H., ihren einjährigen Sohn und ihr ungeborenes Baby. In dem Waldhaus, in dem sie seit über vier Jahren zur Miete wohnten, wurde eine sehr hohe Konzentration an Holzschutzmittelgiften festgestellt. C. und H. litten bereits an vielen unterschiedlichen Symptomen einer chronischen Vergiftung. Das bedeutete, dass sie so schnell wie möglich aus diesem Haus ausziehen und eine nicht unerhebliche Menge ihres Mobiliars wegwerfen mussten, da viele Sachen kontaminiert waren und die Giftstoffe nicht mehr isoliert werden konnten. Außerdem mussten sie sich behandeln lassen, um weitere Schäden zu vermeiden.

C. und H. entschieden sich für das naturheilkundliche Ausleitungsverfahren der Bioresonanztherapie bei einer praktischen Ärztin, Frau B. Sie hatte auch die Vergiftung diagnostiziert. Da die Ärztin selbst an einer chronischen Holzschutzmittelvergiftung litt, war sie sehr erfahren auf diesem Gebiet und nahm die Sache ernst. C. machte sich verständlicherweise große Sorgen um ihre Kinder. Ihr kleiner Sohn schien zwar symptomfrei zu sein, aber wer konnte mit Gewissheit sagen, dass er keinen Schaden genommen hatte? Und wie ging es dem Baby in ihrem Bauch? Die nächsten Monate waren für die ganze Familie der reinste Nervenkrieg. H., der die stärksten Symptome hatte, musste das Haus ausräumen, C. konnte ihm, bedingt durch ihre Schwangerschaft, nicht in gewohnter Weise zur Hand gehen. Ich versuchte die beiden zu unterstützen, so gut ich konnte, aber im Wesentlichen waren sie auf sich allein gestellt. An ein gemütliches Beisammensein war während dieser Phase nicht zu denken. Sie befanden sich im Ausnahmezustand. Ich konnte ermessen, was das hieß. Sie zogen vorübergehend in ein möbliertes Haus und mussten ihre restlichen Möbel unterstellen. Eines Morgens erhielt ich von C. die Nachricht, dass ein Teil dieser Möbel durch eine Überschwemmung unbenutzbar geworden war. Die Ärmsten waren wirklich vom Pech verfolgt. Ihr Hund hatte noch im Waldhaus epileptische Anfälle bekommen, was wahrscheinlich ebenfalls eine Folge der Vergiftung war. Nach ihrem Umzug blieben die Anfälle kurzfristig aus, um danach umso heftiger wiederzukehren. Der Hund, der eigentlich sehr friedfertig war, zeigte plötzlich Verhaltensstörungen. Schweren Herzens entschieden sie sich schließlich, ihn einschläfern zu lassen, um sich und ihr Kind nicht zu gefährden. Als sich die Familie in ihrem neuen Zuhause eingerichtet hatte, kamen alle langsam zur Ruhe und blickten wieder optimistisch in die Zukunft.

C. und H. legten mir nahe, mich mit ihrer Ärztin, Frau B., in Verbindung zu setzen. Ich vereinbarte umgehend einen Termin.

Parallel suchte ich in Bremen noch einen weiteren Arzt auf, der auf Vergiftungen spezialisiert war, und vereinbarte mit ihm, einen DMPS-Test machen zu lassen (DMPS = Dimercaptopropansulfonsäure). Hierbei handelt es sich um ein angeblich schonendes Gegengift, das bei einer Quecksilbervergiftung verabreicht werden kann, um den Grad der Vergiftung zu ermitteln und das Gift auszuleiten. Das Ergebnis wird durch eine Speichel- oder Urinprobe festgestellt.

19. Ausleitungsverfahren

Im September 1998 lernte ich die praktische Ärztin Frau B. kennen. Sie veranlasste sofort, dass mein Blut auf Schwermetalle untersucht wurde. „Im Blut ist nur eine akute Vergiftung nachweisbar. Bei der chronischen Vergiftung lagern sich die Substanzen in den inneren Organen ein", erklärte sie, „vorzugsweise im Gehirn und in der Niere. Das Ergebnis ist daher ungenau." So langsam bekam ich es mit der Angst zu tun. Als zweite Maßnahme bot sie mir die Bioresonanztherapie an, mit der wir sofort begannen. Sie drückte mir zwei Metallkugeln in die Hand, die über Kabel an eine Apparatur angeschlossen wurden, und forderte mich auf, meine Füße auf zwei Metallplatten zu stellen. Die Ärztin bat mich, ein wenig Speichel auf ein Tuch zu spucken und steckte dieses in ein Fach des Gerätes. Sie drückte einige Knöpfe der Apparatur, mit der sie die Grundeinstellung für mich wählte. „Der Körper produziert messbare Schwingungen. Das Messgerät zeigt an, welche Bereiche des Körpers gesund und welche erkrankt sind", sagte sie. Das Prinzip dieser Methode bestehe darin, die gestörten Schwingungen umzupolen und als gesunde Signale zum Körper zurückzuschicken, sodass die erkrankten Partien mit gesunden Impulsen überlagert und dadurch stimuliert würden. „Störfelder können auf diese Weise erkannt und beseitigt werden", erklärte sie. Ich war skeptisch, aber gut; die Hoffnung stirbt zuletzt. Legen wir los.

Das Ergebnis der Blutuntersuchung lag 10 Tage später vor und ergab eine erhöhte Konzentration an Quecksilber und Blei, die aber noch nicht das Ausmaß einer behandlungsbedürftigen akuten Vergiftung angenommen hatte. „Das ist aber keine Entwarnung", sagte Frau B. „Sie wissen ja, was ich ihnen über das Problem der Nachweisbarkeit einer chronischen Vergiftung gesagt habe."

Da die verkehrstechnische Anbindung sehr schlecht war, war es immer recht aufwendig, zu Frau B. zu kommen. Ich musste eine Stunde mit dem Bus fahren und hatte in der Regel nur eine halbe Stunde Zeit, um den Bus zurück nach Bremen zu erwischen. Wenn ich den verpasste, musste ich zwei Stunden auf den nächsten Bus warten und riskierte, zu spät zur Arbeit zu kommen. Die Besuche bei der Ärztin waren daher ziemlich hektisch. Sie gab mir die Adressen zweier Zahnärzte, die von Dr. T. und Dr. R., deren Fachgebiet die Herderkrankung war. Von Dr. T. aus Pyrmont hatte ich schon gehört, er war in einem der Bücher zitiert worden, die ich mir zugelegt hatte. Ich beschloss zunächst, den anderen Arzt aufzusuchen, weil er ganz in der Nähe, in Oldenburg, praktizierte. Ich war gespannt auf Dr. R. und vereinbarte noch im selben Monat einen Termin.

Anfang Oktober 1998 stellte ich mich bei dem Oldenburger Arzt vor. Ich schilderte ihm meinen Fall und war bemüht, kein wichtiges Detail auszulassen. Dr. R. hörte mir sehr aufmerksam zu, sah sich meine Röntgenbilder an und sagte mir, dass er davon überzeugt sei, dass ich eine chronische Quecksilbervergiftung habe, meine Symptome seien absolut klassisch. Das war für mich ja kein neuer Gedanke, aber diese Vermutung aus dem Munde eines Zahnarztes zu hören, verwunderte mich. Er war sich sicher, eine Amalgamvergiftung anhand meiner Symptome, meiner Vorgeschichte und meines

Röntgenbildes diagnostizieren zu können. Ich spürte, wie eine Last von mir fiel. Endlich stieß ich auf einen Facharzt, der das Problem so klar benannte, sich mit der Thematik anscheinend auskannte und nicht versuchte, mich mit irgendeiner anderen Verlegenheitsdiagnose abzuspeisen. Ich hatte das Gefühl, als sei meine Krankheit dadurch amtlich anerkannt worden und ich in gewisser Weise rehabilitiert.

Ich äußerte meine Verwunderung darüber, dass ich Gesichtsschmerzen hatte, während so viele andere Amalgam geschädigte Patienten über Schmerzen in anderen Bereichen klagten. Der Arzt erklärte, dass Symptome direkt am Zahnherd gar nicht selten seien. „Die meisten meiner Patienten mit chronischen Beschwerden klagen über Zahn- und Kiefersymptome. Dennoch haben viele von ihnen eine Odyssee des Leidens hinter sich. Die meisten Ärzte haben sie ratlos weggeschickt, sie als eingebildete Kranke, also als Hypochonder eingestuft und ihnen eine Psychotherapie angeraten." Ich musste lachen und erklärte, dass ich diese Erfahrung auch schon gemacht hätte. „Sie machen auf mich nicht den Eindruck einer psychisch labilen Person. Ich finde es erstaunlich, dass Sie nach all dem Leid, das Ihnen widerfahren ist, noch so eine positive Ausstrahlung haben", sagte Dr. R.. Ich fühlte mich geschmeichelt.

Als ich ihm von meinem Vorhaben, einen DMPS-Test machen zu lassen berichtete, riet er mir dringend davon ab. „Das wird Ihnen mehr schaden als nutzen. Mit etwas Glück werden Sie vielleicht eine kurzfristige Linderung verspüren, aber erfahrungsgemäß wird sich das Schmerzsymptom bald danach in verstärkter Form zurückmelden." Das Problem bei diesem Test sei, dass die Gifte aufgewirbelt und umverteilt würden, aber den Körper nicht verließen. Die gleiche Problematik zeige sich bei der Akupunktur, der Neuraltherapie, der Bioresonanz und der Homöopathie. Ich musste schlucken. Bedeutete das, dass alles, was ich bisher unternommen hatte, meinem Körper eher geschadet als genützt hatte? Der Gedanke war schrecklich, aber ich musste mir selbst eingestehen, dass all diese Maßnahmen mich tatsächlich kein Stück weitergebracht hatten. Das einzige, was spürbar zu einer Verbesserung geführt hatte, war die Entfernung meiner Zahnmetalle und der darunterliegenden toten Zähne. Sie hatte meine gewöhnliche Schmerzstufe um eine Stufe verbessert, was bereits ein nennenswerter Erfolg war. Aber sollten all die zusätzlichen therapeutischen Maßnahmen im besten Fall überflüssig gewesen sein? Ich fragte mich, wie es sein konnte, dass Menschen mit Vergiftungssymptomen nach solchen Maßnahmen eine Verbesserung verspürten und das Gift nach einer gewissen Behandlungsdauer nicht mehr nachweisbar war. Auch darauf hatte der Arzt eine Antwort. „Das hat mit der Umverteilung des Giftes zu tun. Durch die Verschiebung des Giftdepots kann es sein, dass man sich eine Weile besser fühlt, aber das Gift setzt sich in den inneren Organen ab, wo es dann nicht mehr nachweisbar ist und später zu schweren Hirn- und Nierenschäden führen kann." Ich sah Dr. R. entgeistert an. „Was kann ich Ihrer Meinung nach tun, um eine anhaltende Schmerzreduzierung zu erreichen und meinen Körper dauerhaft zu entgiften?" „Als Erstes dürften in Ihrem Mund keine Metalle mehr verwendet werden, da Ihr Körper diese durch die extreme Metallbelastung nicht mehr verträgt. Besonders das Palladium hat einen sehr schädigenden Einfluss und verstärkt die Wirkung des Quecksilbers um das Hundertfache." Mein Immunsystem sei total angegriffen und müsse dringend neu aufgebaut werden, erklärte er. Der einzige Weg, das zu erreichen, bestehe darin, zuerst die Schwermetalle auszuleiten. „Ich nehme eine Reihe von Vitaminen zu mir, um mein Immunsystem zu stärken", sagte ich. „Das können Sie sich sparen", meinte Dr. R. „Ihr Körper ist gar nicht in der Lage, die Vitamine zu spalten. Ihre ungesunde Darmflora, die Sie mit Sicherheit haben, ist auch erst nach der erfolgreichen Ausleitung der Schwermetalle in den Griff zu bekommen." Ein Darmpilz sei bei einer Quecksilbervergiftung beispielsweise typisch und gar nicht so verkehrt, da der Pilz das Gift binden würde und es somit nicht in die inneren Organe verschoben werde. Was er von der homöopathischen Ausleitung halten würde, wolle ich wissen. „Von der Homöopathie halte ich gar nichts", sagte er. Bei einer Amalgamschädigung sei das Verabreichen weiterer Giftstoffe, selbst in stark verdünnter Form, absolut zu meiden. „Sie können davon ausgehen, dass Ihre Leber, Ihre Niere und Ihre Gehirn schwer mit Quecksilber angereichert sind, weil das die Organe sind, in denen sich das meiste Gift sammelt." Im Labor sei das leider nicht nachweisbar. In dem Moment, wo die klinischen Tests zu einem eindeutigen Ergebnis führten, sei es für eine erfolgreiche Therapie zu spät. „Ich bin selbst durch Quecksilber geschädigt, berufsbedingt, wie die meisten meiner Kolleginnen und Kollegen. Daher ist die Symptomatik der chronischen Vergiftung zu meinem Spezialgebiet geworden." Er arbeite mit einer erfahrenen Heilpraktikerin zusammen und mache mir zur Auflage, mich parallel von dieser Frau behandeln zu lassen, falls ich mich für seinen

Therapievorschlag entscheiden sollte. „Es geht um Folgendes: Als Erstes muss Ihr Leerkiefer an den Stellen geöffnet werden, an denen sich Ihre Weisheitszähne befanden. In die Öffnung muss eine Tamponade geschoben werden, damit die Wunde sich nicht schließen kann. Das ist die Voraussetzung dafür, dass der Körper die Möglichkeit hat, das Gift abzugeben", erklärte er. Meine Augen weiteten sich. „In der Tamponade sammelt sich das Gift", fuhr er fort. „Sie muss daher täglich gewechselt werden. Es ist erforderlich, zweimal wöchentlich zur Kontrolle zu kommen. Sie müssen mit einer dreimonatigen Behandlungsdauer rechnen und die Kosten selbst tragen, da die Krankenkassen diese Behandlungskosten nicht übernehmen." Die Finanzierung und der zeitliche Aufwand schreckten mich nicht, aber die Behandlungsmethode fand ich sehr brutal. Ich müsse mich nicht sofort entscheiden, beteuerte Dr. R., ich solle ruhig noch mal darüber schlafen und ihm meine Entscheidung mitteilen, sobald es mir möglich sei. „Sie ahnen nicht, wie sich diese Behandlung auf Ihr Leben auswirken wird. Die erste Zeit wird Ihr Körper mit allen möglichen Symptomen reagieren, die von der Heilpraktikerin, mit der ich zusammenarbeite, aber entsprechend behandelt werden, da müssen Sie sich keine Gedanken machen. Nach drei Monaten rechne ich mit einer deutlichen Verbesserung Ihres Befindens." Leider sei diese Methode die einzige Möglichkeit, das Gift in so hoher Konzentration auszuleiten. Er würde mir diese Methode gern ersparen, wenn es ein Verfahren geben würde, welches ein ähnlich gutes Resultat verspräche. Wir einigten uns darauf, dass ich die Heilpraktikerin aufsuchte und er mein Panoramaröntgenbild zu einem Heilpraktiker nach München schickte, wo es nach der Methode des klinischen Toxikologen Dr. Daunderer begutachtet werden sollte. Dr. R. stellte mir ein privates Rezept über medizinische Kohle aus, mit der ich meinen Mund regelmäßig spülen sollte, und empfahl mir das Buch *Amalgam* von Dr. Daunderer.

Ich kaufte mir das Buch, las darin und war überzeugt davon, dass die Ergebnisse dieser Untersuchung stimmten und auf meine Situation angewendet werden konnten. Die Verknüpfung bestimmter Merkmale war in solcher Übereinstimmung mit meinen Symptomen, dass ich es nicht für einen Zufall hielt. Das Gefühl, unter einer Glasglocke zu leben, meine nachlassende Konzentrations- und Merkfähigkeit, Symptome, unter denen ich seit dem Austausch der Kronen 1995 litt. Das Gefühl, dass die Augen wegkippten, eine leichte Sprachstörung, Symptome, die ich erst vor kurzem registriert hatte, waren laut Aussage des Autors typische Auswirkungen einer chronischen Metallvergiftung. Darüber hinaus hatten sich noch Koordinationsprobleme meiner Extremitäten eingestellt. Ich hatte die Neigung, über meine eigenen Beine zu stolpern. Aber auch meine innere Unruhe, die Panikattacken, die Übelkeit und die Verdauungsstörungen passten genau ins Schema. Bisher war ich der Meinung, dass die meisten dieser Symptome die Begleiterscheinung der ständigen Schmerzen seien, eine Art Nebenprodukt. In dem Buch wurden diese Symptome zu dem Krankheitsbild der chronischen Vergiftung gezählt. Die Auswirkungen der Vergiftung schienen sehr viel umfangreicher zu sein, als ich angenommen hatte. Die Prozesse in meinem Körper vollzogen sich so schleichend, dass ich gedanklich kaum hinterherkam. Die Tatsache, dass ich womöglich aufgrund einer Vergiftung Schmerzen hatte, fand ich belastend genug. Die Vorstellung, dass all meine Symptome sich toxikologisch begründen ließen, war unheimlich. Der Schmerz war das zentrale Thema, all die anderen Symptome gruppierten sich darum. Aber je mehr ich darüber nachdachte, desto klarer wurde mir, dass sich in meinem Körper einige Störungen zeigten, die vor den Zahnsanierungen 1995 und 1996 nicht aufgetreten waren oder die sich zumindest verstärkt hatten. Aber konnte ich mir absolut sicher sein, diesmal auf der richtigen Spur zu sein? Ich spürte eine große Verunsicherung und war ratlos.

In Absprache mit Dr. R. machte ich zwei Termine mit der Heilpraktikerin Frau Z. In der ersten Sitzung sprachen wir über meine Befunde und die Amalgamvergiftung im Allgemeinen. Sie hatte einen neuen Begriff für meine Beschwerden: Toxische Polyneuropathie. Mit anderen Worten, eine giftbedingte, schmerzauslösende Nervenstörung, die sich in mehreren Bereichen des Körpers zeigt. Ich wagte es, ihr gegenüber zuzugeben, dass es Zeiträume innerhalb der letzten zwei Jahren gegeben habe, in denen ich überzeugt davon war, dass ich diese Erkrankung nicht überleben würde. „Ich hatte phasenweise wirklich das Gefühl, dass ich um mein Leben kämpfen muss", gestand ich zögernd. Sie wirkte nicht überrascht, sondern sagte ganz selbstverständlich: „Das ist sicher auch so gewesen. Anhand Ihrer Röntgenbilder und Ihrer Symptome halte ich es für wahrscheinlich, dass Ihr Körper sich massiv zur Wehr setzen musste. Ich wundere mich häufig darüber, wie Menschen mit extrem hohen Belastungen es überhaupt geschafft haben, zu überleben." Mir fiel ein Stein vom Herzen. Ich musste nicht um den heißen Brei herumreden und vorsichtig abwägen, was ich mitteilen konnte

164

und was ich besser verschwieg. Sie vermittelte eine Atmosphäre, in der ich ganz offen über meine Ängste sprechen konnte.

Frau Z. leitete eine Selbsthilfegruppe in Oldenburg und lud mich ein, unverbindlich an einem der Treffen teilzunehmen. „Die Gruppe trifft sich vierzehntägig, montagabends. Stoßen Sie doch einfach mal zu uns", sagte sie. Ein denkbar ungünstiger Termin für mich, da ich im Spätdienst arbeitete, aber ich nahm mir vor, wenigstens einen Urlaubstag zu opfern, um mich dort vorzustellen und endlich mit anderen Betroffenen in Kontakt zu kommen. Ich war vor allen Dingen daran interessiert, zu erfahren, was die andern Patienten über die Behandlung mit den Tamponaden dachten bzw. wie es ihnen nach dieser Prozedur erging. Eine Wunde gewaltsam offenzuhalten geht so sehr gegen die natürlichen Heilungsbestrebungen des Körpers, dass ich starke Zweifel daran hegte, dass das gut sein kann.

In der zweiten Sitzung beschäftigen die Heilpraktikerin und ich uns mit der Einrichtung meiner Wohnung. Ich sollte mein Schlafzimmer mit allen Einrichtungsgegenständen aufzeichnen. Ich ahnte schon, worauf sie hinauswollte. Ich war nachts umgeben von elektrischen Geräten, einem Computer und mehreren Lampen. Dass Radiowecker nicht in Kopfnähe gehören, wusste ich bereits und hatte meinen daher abgeschafft. Als sie die Beurteilung meiner Zeichnung beendet hatte, hatte ich bis auf meinen Kleiderschrank keinen Gegenstand mehr auf dem Blatt Papier, der nicht von ihr bemängelt wurde. Ich sollte mich von allen Möbeln trennen, die aus Sperrholz oder auch nur teilmassiv waren. Die Matratze sollte ich gegen eine schadstofffreie

Latexmatratze auswechseln. „Der Computer gehört auf keinen Fall in den Schlafbereich, und auch das Bücherregal muss in ein anderes Zimmer", sagte sie. „Es ist sehr wichtig, dass Sie sich im Schlaf ausreichend erholen und nicht noch zusätzlichen Wohngiften und Elektrosmog ausgesetzt sind." Ich hatte erstaunlicherweise zwar weder Einschlaf- noch Durchschlafprobleme aufgrund der Schmerzen, aber ich sah ein, dass ich jede zusätzliche Belastung für den Körper vermeiden musste.

Als Nächstes befragte mich Frau Z. zu meiner Arbeitssituation. „Meine Tätigkeit macht mir grundsätzlich Spaß, mit Ausnahme der Zeiten, in denen meine Schmerzstufe bei 6–8 oder höher liegt." „Wird bei Ihnen in den Innenräumen geraucht?" fragte sie mich. Ich nickte. Sie schüttelte missbilligend den Kopf und erkundigte sich nach der Menge. Ich überschlug die Zahlen und schätzte, dass je nach Besuchermenge am Tag etwa 100–300 Zigaretten geraucht würden. Frau Z. war entsetzt. „Sie dürfen sich dem Rauch auf gar keinen Fall aussetzen", sagte sie. Im Zigarettenrauch befinde sich das hochgiftige Formaldehyd. Bei Amalgamgeschädigten könne diese zusätzliche Giftquelle nicht abgebaut werden und verursache einen erheblichen Schaden. „Da beim Aktivrauchen durch die Hitze der Zigarette ein Teil der Gifte zerstört wird, ist das Passivrauchen noch schädlicher als das Aktivrauchen", erklärte sie mir. Daran zweifelte ich nicht, aber wie sollte ich dem Zigarettenqualm aus dem Weg gehen? „Manchmal muss man der Gesundheit zuliebe Opfer bringen, die sich aber in jedem Fall auszahlen", sagte Frau Z. und sah mich durchdringend an. Ich schluckte. „Wenn ich das Gift nicht meiden kann, bedeutet das, dass ich meine Arbeit aufgeben muss." Die Heilpraktikerin nickte und sagte, das sei das Vernünftigste, das würde sie mir dringend raten.

Als ich nach Hause kam, war ich ziemlich durcheinander und setzte mir eine gewisse Frist, um in Ruhe über alles nachzudenken, mindestens so lange, bis die Ergebnisse aus München vorlägen.

Am folgenden Wochenende räumten S. und ich unsere Wohnung um. Wir hatten vorher beide ein eigenes Zimmer, was nun nicht mehr möglich war. Wir richteten das eine Zimmer als Wohnzimmer und das andere als Schlafzimmer ein. Mein Freund war zum Glück sofort damit einverstanden. Die Idee, meine Arbeit aufzugeben, wolle gut überlegt sein, meinte er. Ich müsse genau die Vor- und Nachteile abwägen. Darin stimmte ich ihm zu. Der Gedanke, kündigen zu müssen, machte mich traurig. Wenn ich mich wirklich dazu entschließen sollte, müsste ich von der Notwendigkeit absolut überzeugt sein, dessen war ich mir bewusst. Die Röntgenbildanalyse würde hoffentlich mehr Klarheit bringen.

Eine Entscheidung traf ich sofort. Ich beschloss, nie wieder eine Zigarette anzurühren. Ich hatte mit dem Rauchen begonnen, weil ich mir einbildete, dass die Zigarette mich beruhigte und meinen Schmerz für einen Moment betäubte. Ich hörte damit auf, weil ich eingesehen hatte, dass mich die Sucht noch kränker gemacht hatte. Es war seltsam, über welchen Umweg ich wieder zur Besinnung kam, das hätte ich einfacher haben können.

20. Schmerzen im Unterbauch

Einige Tage nach der Umgestaltung der Wohnung erwachte ich mit starken Bauchschmerzen. Ich konnte mich kaum rühren. Nur mit Mühe gelang es mir mich anzuziehen. Ich schleppte mich über die Straße, zu meiner früheren Hausärztin Dr. W., die sofort meinen Bauch abtastete. „Ich kann nicht ausschließen, dass der Schmerz vom Blinddarm ausgeht", erklärte sie, verordnete mir Bettruhe und sagte, dass ich nachmittags zur Kontrolle kommen müsse. Zu Hause legte ich mich mit einer Wärmflasche ins Bett. S. war bereits unterwegs, sodass ich ihn nicht über meinen Zustand informieren konnte. Nach etwa einer Stunde ließ der Schmerz nach, und ich hoffte, dass keine größere Sache mehr daraus würde. Dr. W. untersuchte mich nachmittags noch einmal ausführlich. Sie sagte: „Ich will kein Risiko eingehen. Es ist mir lieber, wenn Sie ins Krankenhaus gehen, um Ihre Leukozytenwerte überprüfen zu lassen." Anhand der Anzahl meiner weißen Blutkörperchen könne man feststellen, ob im Bauchraum eine Entzündung vorliege.

Ich ging nach Hause und packte für alle Fälle einen kleinen Koffer mit dem Nötigsten, für den Fall, dass ich stationär aufgenommen werden müsste. Dann schrieb ich S. einen kurzen Brief, in dem ich ihm die Situation schilderte und machte mich zu Fuß auf den Weg ins nächstgelegene Krankenhaus, zwei Bushaltestellen von unserer damaligen Wohnung entfernt. Dort angekommen, meldete ich mich in der Aufnahme, wo man bedauernd feststellte, mich wegschicken zu müssen, da sie personell unterbesetzt seien. Ich bedauerte es ebenfalls, nahm mein Köfferchen, schleppte mich ein paar Haltestellen weiter und fuhr mit dem Bus ins nächste Krankenhaus. Dort hatte ich Erfolg. Mir wurde Blut abgenommen und anschließend wurde meine Temperatur gemessen. Meine Leukozytenwerte waren deutlich erhöht und ich hatte etwas Fieber. Mein Unterbauch reagierte auf Druckreiz noch immer mit Schmerzen, die auch noch einen Moment anhielten, wenn man den Bauch plötzlich losließ. „Das gefällt mir nicht", sagte der diensthabende Arzt, „Wir werden Sie heute Nacht hierbehalten müssen, tut mir leid." Er schickte mich in die chirurgische Abteilung, die sich in einem anderen Gebäude auf dem Krankenhausgelände befand. Inzwischen war es stockfinster und ich irrte zwischen den Häusern hin und her, mein kleines Köfferchen an meinen Bauch gepresst, als könne ich ihn dadurch schützen. Ich war müde, fühlte mich völlig erschöpft und begann leise vor mich hin zu schluchzen. Schließlich kam mir jemand entgegen, der mir erklären konnte, wo sich die Chirurgie befand. Dort fragte man sich bereits, wo ich abgeblieben war. Man wies mir ein Dreibettzimmer zu. Kurz darauf erschien ein Arzt, der meinen Bauch abtastete. Mit ernstem Gesicht sagte er: „Ich überlege, noch heute Abend zu operieren." Wenige Minuten später klärte mich der Anästhesist darüber auf, dass man sich zu einer Notoperation entschlossen habe, nur um ganz sicherzugehen. Bevor ich wusste, wie mir geschah, lag ich bereits auf dem OP-Tisch.

Ich wachte erst im Stationszimmer wieder auf und spürte bei der geringsten Bewegung einen Schmerz im Unterbauch. Mein Hals kratzte und mir war fürchterlich übel. Irgendwann gab ich dem Brechreiz nach und spuckte in die Nierenschale, die auf meinem Nachttisch stand. Ich fühlte mich schwach und elend. Ich hing an einem Tropf und ein Krankenpfleger kam mehrmals in der Nacht, um ihn zu kontrollieren und nach mir zu sehen. Keine leichte Aufgabe, im Nachtdienst zu arbeiten, dachte ich anerkennend. Für mich völlig unvorstellbar. Ich hatte ein schlechtes Gewissen gegenüber meiner Bettnachbarin. Ich hatte ihr den OP-Termin weggeschnappt und sie die halbe Nacht wachgehalten.

Als der Morgen anbrach, war mir immer noch sehr übel. (Heute weiß ich, dass ich damals einen Migräneanfall hatte!) Eine Schwester kam, um meine Magensonde zu entfernen. Ich hatte gar nicht bemerkt, dass in meinem Hals ein Schlauch steckte, daher kam also dieses unangenehme Kratzen. Die Frau, die mir die Sonde entfernte, wirkte kühl und war nicht gerade behutsam. Sie stocherte in meinem Hals herum, weil sich der Schlauch ein wenig verdreht hatte und sie ihn nicht auf Anhieb herausziehen konnte. Ich musste wieder würgen und gleich darauf spucken. Kurze Zeit später kam ein Arzt und erklärte mir, dass ich an zwei Stellen operiert worden sei. Zum einen hätten sie eine Appendektomie vorgenommen. Das hieß, der entzündete Wurmfortsatz des Blinddarms war entfernt worden. Zum anderen habe sich eine große Zyste in meinem Eierstock befunden. Ich hätte eine Endometriose. Was habe ich? Den Begriff hatte ich noch nie gehört. Der Arzt erläuterte: „Das sind Wucherungen der Gebärmutterschleimhaut in den umliegenden Organen, in Ihrem Fall im Eierstock. Man weiß nicht, wieso die Schleimhaut außerhalb der Gebärmutter wächst. Leider ist damit zu rechnen, dass die Zysten erneut wachsen. Es gibt aber Maßnahmen, wie zum Beispiel eine Hormonbehandlung, mit der man schon gute Resultate er-

170

zielt hat." Was hatte ich denn jetzt noch alles? Das reißt ja gar nicht ab, dachte ich. Kaum hatte sich der Arzt mit guten Genesungswünschen von mir verabschiedet, beugte ich mich schon wieder über meine Nierenschale. Nachdem ich mich erneut übergeben hatte, klingelte ich nach der Schwester und bat sie, mir einen Schieber zu bringen. Zeit für den ersten Abführversuch. Aufstehen durfte ich noch nicht, ich hatte auch nicht das Gefühl, dazu in der Lage zu sein. Um mich zu schonen, versuchte ich mich halb im Liegen zu erleichtern, aber es klappte nicht. Ich musste mich aufrichten. In dem Moment klopfte es an der Tür, und der Mann meiner Bettnachbarin stand im Zimmer. Seine Frau gab ihm ein Zeichen, er durchschaute die Situation sofort und ging rückwärts aus der Tür. Auch das noch, dachte ich. Nicht nur, dass die arme Frau kein Auge zugetan hatte und noch nicht operiert war, nun musste auch noch ihr Mann warten, weil ich auf der Kloschüssel thronte. Eine Minute später platzte S. ins Zimmer und wurde ebenfalls gleich des Raumes verwiesen. Ich grinste meine Bettnachbarin amüsiert an, zog die Augenbrauen hoch und sagte: „Schlechtes Timing." Sie lächelte zurück und zuckte mit den Schultern. S. drückte mir einen Blumenstrauß in die Hand und schien etwas neben sich zu stehen. Er hatte einige Telefonate führen müssen, um mich ausfindig zu machen. Mein Freund war natürlich davon ausgegangen, dass ich in dem Krankenhaus zu finden sei, in das ich ursprünglich gehen wollte. Vor der OP hatte ich zwar noch einmal zu Hause angerufen, um ihm mitzuteilen, in welches Krankenhaus ich aufgenommen wurde und um ihm zu sagen, dass ich operiert werden musste, aber der AB hatte den Anruf nicht aufgezeichnet, das passierte gelegentlich. Ich bat S., meinen Eltern und meiner Dienststelle Bescheid zu sagen, dann forderte ich ihn auf zu gehen, denn meine Übelkeit kam wieder an einen Punkt, der zum schnellen Handeln zwang. S. war noch nicht ganz aus der Tür, als ich mich erneut erbrach.

Noch am selben Vormittag wurde ich auf die Gynäkologie verlegt. Dort sollte ich sofort aufstehen und allein zur Toilette gehen. Vorbei war es mit der Schonfrist. Hier mussten Frauen Geburten überstehen, was war im Vergleich dazu ein simpler Appendix? Ich bekam den ganzen Tag nichts zu essen. Mein Bauch gab die merkwürdigsten Geräusche von sich. Die Bewegungen im Darm hörten sich an, als seien meine inneren Organe auf Wanderschaft. Die Übelkeit verschwand im Laufe des Nachmittags. Abends durfte ich die erste Tasse Tee trinken. Ich freute mich schon auf die erste Mahlzeit am Morgen darauf. Es gab zwar nur Schonkost, einen dünnen Brei, aber ich genoss es, wenn auch in aller Bescheidenheit, wieder etwas zu mir zu nehmen. Essensentzug war für mich noch schwerer zu ertragen als Schlafmangel. Eine wirkliche Bestrafung!

Ich bekam Besuch von meinen Eltern, zwei Freundinnen, einem Bekannten und natürlich von S. und führte etliche Telefonate. Über mangelnde Aufmerksamkeit konnte ich mich wahrlich nicht beklagen. Vom Krankenbett aus telefonierte ich auch mit Dr. R. aus Oldenburg. Ich war gespannt auf die Ergebnisse aus München. „Wie erwartet haben Sie extrem hohe Belastungen", teilte mir der Arzt mit. „Die Heilpraktikerin muss die Ergebnisse noch ausformulieren und wird sie Ihnen dann zustellen", versprach er. Als ich Dr. R. von der Zyste in meinem Eierstock erzählte, meinte er: „Die

Zystenbildung lässt auf einen Zusammenhang mit der Vergiftungsproblematik schließen." War denn plötzlich alles, was mir widerfuhr, eine Folge der Vergiftung? Oder war das reine Panikmache? Ich war mir nicht mehr sicher.

Nach ein paar Tagen durfte ich das Krankenhaus verlassen. Meine Eltern holten mich ab und ich fuhr mit zu ihnen. Ich entschied mich dafür, weil S. tagsüber arbeiten musste und sich wenig um mich hätte kümmern können. Ich fand die Idee verlockend, in mütterlicher Obhut versorgt zu sein, allein ihrer Kochkunst wegen.

Mein Bauch war immer noch recht lebhaft, und ich brauchte nachts eine Weile, um eine geeignete Schlafposition zu finden, aber es ging mir Tag für Tag ein wenig besser. Ich bekam Besuch aus der Verwandtschaft und wurde von meinen Eltern und Oma Nittel bestens versorgt. Nach dem vierten oder fünften Tag allerdings war meine Mutter der Auffassung, dass ich mir den Tee allmählich auch mal selbst kochen könnte. Mein Vater und ich sahen uns an und mussten lachen. Sie hatte natürlich völlig recht, ich hatte angefangen, den Bogen zu überspannen; aber es war so nett, verwöhnt zu werden.

Am darauffolgenden Montag ging ich wieder zur Arbeit. Mein Bauch war noch sehr angespannt. Ich durfte nichts Schweres tragen und keinen Sport treiben.

21. Die Ergebnisse aus München

Genau eine Woche später erhielt ich Post von Frau Z. Meine Freundin I. war gerade zu Besuch. Wir sahen uns bedeutungsvoll an. Ich öffnete den Brief mit leicht zittrigen Händen und überflog den Giftherdbefund mit dem dazugehörigen Behandlungsplan. Ich war entsetzt. Wenn diese Ergebnisse stimmten, dann war ich hochgradig vergiftet. Der Grad der Vergiftung wurde in vier Stärken unterteilt:

Stärke 1 = mäßige Belastung

Stärke 2 = mittlere Belastung

Stärke 3 = starke Belastung

Stärke 4 = extreme Belastung

Der Befund sah folgendermaßen aus:

Giftherde/Metalldepots an den Zähnen des Oberkiefers:

an den Zähnen 13, 15, 17, 23, 24

an schon entfernten Zähnen 18, 16, 22, 12, 11

an wurzelbehandelten Zähnen 15, 24, 23

Oberkiefer:

Amalgamablagerungen: Stärke 4

Metallablagerungen: Stärke 5 (außerordentliche Belastung)

Giftspeicher der Metalle, zum Gehirn wandernd: Stärke 4

Eiterherde im Oberkiefer: ja

Tinnitusherd: nein

Nasennebenhöhlen: Amalgamablagerungen: Stärke 3

Metallablagerungen: Stärke 2

Giftspeicher der Metalle zum Gehirn wandernd: Stärke 3

Giftherde/Metalldepots an den Zähnen des Unterkiefers:

an den Zähnen 36, 37, 47

an schon entfernten Zähnen 38, 45,46, 48

Unterkiefer:

Schwermetalle im Unterkieferknochen: ja

Schwermetallsaum um Zähne/Zahnwurzeln: alle

Amalgamablagerungen um Zähne/Zahnwurzeln: ja

Palladiumablagerungen um Zähne/Zahnwurzeln: ja

Eiterherde: ja

Giftherde im Kiefergelenk:

Metalle: Stärke 2

Sonstige Herde:

Nieren-/Blasenherd: ja, Stärke 3

Chemische Belastungen:

Belastung durch Formaldehyd: Stärke 3

Belastung durch Lösemittel: Stärke 3

Belastung durch Holzschutzmittel: Stärke 3

Belastung durch Pestizide: Stärke 2

Der Behandlungsplan sah vor, an 18 Stellen zu sanieren. Das bedeutete, die noch vorhandenen Zähne sollten gezogen oder die Leerkiefer wieder geöffnet und das Knochenfach (Alveole) ausgefräst werden. Dies müsse in einer bestimmten Reihenfolge geschehen. Es dürfe nur immer ein Zahn zurzeit gezogen werden und die Wunde müsse offengehalten werden. Mit der Behandlung dürfe man erst fortfahren, wenn der toxikologische Befund in Ordnung sei.

Ich las meiner Freundin Teile aus dem Brief vor und grinste. „Ist das witzig?", fragte sie mich ernst. Ich schüttelte den Kopf, verneinte und erklärte dann, dass ich jetzt erst mal einen Kaffee bräuchte. Ich verschwand in der Küche und stellte den Wasserkocher an. Als ich wieder ins Wohnzimmer kam, saß I. am Tisch und las den Giftherdbefund. Ich ging auf sie zu und sagte: Kannst du mich mal bitte in den Arm nehmen? Ich brauche das jetzt." Sie zog mich an sich und schon liefen mir die Tränen übers Gesicht. Wie gut, dass I. gerade da war, als ich den Brief erhielt. Ich konnte nicht verstehen, dass mir der Giftherdbefund mit der Post zugestellt wurde. Mit solchen Ergebnissen alleingelassen zu werden, fand ich verantwortungslos. Der Befund las sich wie ein Todesurteil auf Raten.

„Was willst du denn jetzt machen?", fragte I., als ich mich wieder etwas beruhigt hatte. Ich zuckte mit den Schultern. „Erst einmal arbeiten gehen." „Du kannst doch heute in diesem Zustand nicht arbeiten", entgegnete meine Freundin sofort. „Vielleicht hast du recht, es wäre mir natürlich lieber, wenn ich zu Hause bleiben könnte, um das Ganze erst mal ein bisschen zu verdauen." I. nickte und ich hatte ein Einsehen. Ich informierte meine Dienststelle und schilderte kurz die Situation. Meine Freundin musste ihre Tochter vom Kindergarten abholen, versprach aber, mit ihr zusammen wiederzukommen. Wir verbrachten den Nachmittag zu dritt. Ich war froh, Gesellschaft zu haben und etwas abgelenkt zu sein.

Gift, großzügig verteilt in meinem ganzen Körper,

vorgedrungen bis in die kleinste Körperzelle.

Blankes Entsetzen spiegelt sich in meinen Augen,

die Ohnmacht ist zurückgekehrt,

ich habe mich wohl zu früh gefreut.

Die Raupen machen sich daran, meinen Verstand zu zerfressen,

der Nebel verdichtet meine Klarheit.

Ich kann die Festung nicht mehr halten, Sir!

Jeder Gedanke an die Fakten zermürbt mich.

Ich kann nicht mehr leugnen, was offen zutage tritt.

Hätte ich mich bloß nicht auf den Weg gemacht, nach der großen Unbekannten. Wüsste ich nichts über meine Schmerzen, wäre nicht so viel Zorn in mir.

Die Gegenwart ist der reinste Albtraum.

Ich will keine Rätsel mehr lösen,

keine Puzzleteile mehr zusammenfügen,

was ich weiß, das reicht mir,

liegt schwerverdaulich in meinem Bauch.

Ich kann nicht atmen

unter der Schwere dieser Last.

Muss ich mich erst durch alle Behandlungsmethoden quälen, um bei einer Sache (vielleicht!) Erfolg zu haben?

Ich will nicht mehr darüber grübeln,

ich will nur noch schlafen,

bin müde, gehe ins Bett.

Da finde ich die Ruhe,

die ich so dringend benötige …

22. Vier Wochen zu Hause

Am nächsten Morgen fuhr ich zu Frau B., der Ärztin, bei der ich die Bioresonanztherapie machte, um mit ihr den Befund zu besprechen. Ich musste eine Weile im Behandlungszimmer warten. Als sie ins Zimmer trat, sah sie mich zusammengesunken und heulend auf dem Sofa sitzen. „Oh weh", rief sie, legte mir eine Hand auf die Schulter und strich mir über den Rücken. Wortlos reichte ich ihr den Brief. Es war nicht ganz klar, was sie mehr entsetzte, die Untersuchungsergebnisse oder der Behandlungsvorschlag. Sie riet mir dringend davon ab, mich auf diese Maßnahmen einzulassen.

„Ihr Organismus ist so angegriffen und die Behandlungsmethode so radikal, langwierig und mit Sicherheit auch sehr kostenintensiv, dass ich Sie nur davor warnen kann", sagte sie mit Nachdruck. „Setzen Sie lieber die Bioresonanztherapie fort. Das ist ein so schonendes Verfahren, dass es Ihnen sicher nicht schaden wird. Ich habe damit gute Resultate erzielt, Sie können mir vertrauen." „Aber meine Zähne müssten doch auf jeden Fall saniert werden", warf ich ein, „Ich habe doch nur Zahnruinen im Mund und das Provisorium wird auch nicht unbegrenzt halten." Sie nickte und riet mir, vielleicht doch den Zahnarzt in Pyrmont aufzusuchen. Das sei zwar ein weiter Anfahrtsweg, aber sie habe Dr. T. kennengelernt und halte ihn für sehr kompetent und verantwortungsbewusst. „Sie müssen jetzt Kraft tanken und brauchen Zeit, sich neu zu orientieren. Ich werde Sie vier Wochen krankschreiben." Ich sah sie ungläubig an. Vier Wochen? So lange? Doch dann dachte ich an den Zigarettenqualm, der mich auf der Arbeit erwarten würde und fand ihren Vorschlag daher doch angemessen. Allerdings hatte ich ein schlechtes Gewissen gegenüber meinen Kollegen. Ich war wegen meines Blinddarms und meiner Eierstockzyste gerade erst zwei Wochen ausgefallen, und jetzt blieb ich weitere vier Wochen zu Hause. Andererseits hatte ich in den Jahren davor keine längeren Ausfallzeiten aufgrund der Schmerzen gehabt, insofern war das eine Ausnahme.

Die erste Woche verbrachte ich wieder bei meinen Eltern, weil ich befürchtete, dass mir in meiner Wohnung die Decke auf den Kopf fallen würde. Doch schließlich wollte ich wieder zurück in meine eigenen vier Wände. Ich vermisste S. und meine vertraute Umgebung. In der folgenden Zeit versuchte ich jede bekannte Giftquelle zu meiden. Ich hielt mir sogar die Nase zu, wenn ich die Straße überquerte und ein Auto in unmittelbarer Nähe war. S. fand mich ein wenig überspannt. Ich konnte nachvollziehen, dass er meine Vermeidungsstrategie für überzogen hielt, andererseits war ich es, die diesen Giftherdbefund erhalten hatte. Bestimmte Verhaltensweisen kann man erst begreifen, wenn sie einen selbst betreffen. Ich war so geknickt, weil meine innere Stabilität, die ich mir in den vergangenen Monaten mühsam aufgebaut hatte, mit einem Schlag wieder zunichte gemacht worden war. Mir war klar, dass ich noch einen weiten und schweren Weg vor mir hatte, unabhängig davon, für welche Behandlung ich mich letztlich entscheiden würde. Ich fühlte mich hilflos, weil ich als Laie zu wenig medizinisches Wissen hatte, um meinen Fall angemessen beurteilen zu können. Das Ganze schien mehr und mehr zu einer Glaubenssache zu werden. Wem wollte oder konnte ich noch irgendetwas glauben? Jeder riet mir etwas anderes. Eins war klar: Wenn es keine Übereinstimmung zwischen den Auswirkungen einer typischen chronischen Amalgamvergiftung und meiner Beschwerden gegeben hätte, wäre ich nicht so verunsichert gewesen. Ich hätte die Aussagen des Oldenburger Arztes wahrscheinlich sofort als Humbug abgetan und Geldschneiderei vermutet. Das Problem war aber nun einmal, dass ich mich sehr krank fühlte und endlich mal einen Schritt vorankommen wollte. Ich brauchte Fakten! Doch obwohl ich es für wahrscheinlich hielt, dass ich an einer chronischen Amalgamvergiftung litt, fehlte mir der Mut, mich nach dieser neu entwickelten Methode behandeln zu lassen. Ich fand die Aussicht, mehrere Monate mit offenen Wunden in meinem Kiefer herumlaufen zu müssen, absolut indiskutabel. Außerdem vertraute ich Frau B., die mir ja auch davon abgeraten hatte. Ich meldete mich weder bei Dr. R. noch bei der Heilpraktikerin Frau Z. Das Kapitel Oldenburg war für mich damit ein für allemal abgeschlossen.

Nach der ersten Woche zu Hause in unserer Wohnung war ich nicht mehr davon überzeugt, dass es eine gute Idee war, mich gleich vier Wochen krankschreiben zu lassen. Mir fehlten die Ablenkung durch die Arbeit und ein geregelter Tagesablauf. Ich grübelte zu viel. Durch diese Erfahrung wurde mir deutlich vor Augen geführt, dass eine Kündigung, zu der Frau Z. mir geraten hatte, bestimmt nicht weiterhelfen würde. Wenn es keine Verpflichtungen gäbe, denen ich nachkommen musste, dann würde ich sicher in ein Loch fallen. Ich brauchte eine Beschäftigung, die mir das Gefühl gab, dass wenigstens noch irgendetwas in meinem Leben von meiner Krankheit einigermaßen unberührt blieb. Meine Arbeit hatte meiner Einschätzung nach am wenigsten unter meiner Krankheit leiden müssen. Die Arbeit gab mir Stabilität und Sicherheit. Davon abgesehen kosteten die Behandlungen, die ich auf Privatrechnung vornehmen ließ, nun einmal viel Geld. Ich hätte es mir gar nicht leisten können, auf ein regelmäßiges Einkommen in entsprechender Höhe zu verzichten.

Ich fuhr weiterhin zu Frau B., bei der ich die Bioresonanztherapie fortsetzte, doch ich verspürte keine Besserung. Um ehrlich zu sein leuchtete mir überhaupt nicht ein, wie diese Therapie zu meiner Genesung beitragen sollte. Aber ich hatte leider auch keinen Plan B.

Meine Freundin I. besuchte mich in dieser schwierigen Phase. Ich bat sie darum, mich ein wenig aufzumuntern. In Zeiten, in denen es einem wirklich schlecht geht, möchte man sich in besonderer Weise der Gegenwart seiner engsten Freunde und Freundinnen gewiss sein. Ich erwartete nicht viel, ich wollte nur nicht in eine soziale Isolation geraten. „Du kannst gern ein paar Tage zu uns kommen, wenn dich meine fünfköpfige Familie nicht abschreckt", bot sie mir an. Ich grinste und sagte, dass ich mich zu Hause vermutlich am besten entspannen könne. Das Angebot sei lieb gemeint, aber ich sei im Moment sicher keine besonders gute Gesellschaft.

Ich werde manchmal gefragt, ob ich damals wirklich die ganze Zeit über Schmerzen hatte. Es gab in den sechseinhalb Jahren meiner Schmerzerkrankung tatsächlich nur eine einzige (!) Stunde, in der ich vollkommen beschwerdefrei war. Ich fuhr gerade allein mit meinem Fahrrad durch den Bremer Bürgerpark, als sich der Schmerz abrupt einstellte. Ich konnte es kaum fassen. Der Schmerz war von einem Moment auf den anderen komplett verschwunden. Fast so, als hätte jemand einen Stecker gezogen, der den Schmerzkreislauf unterbrach. Ich spürte nicht einmal ein wundes Gefühl im Mund oder die typischen Muskelbeschwerden. Nichts von alledem! Obwohl ich es mir nicht erklären konnte, war ich fest überzeugt davon, dass die Qual nun endlich ein Ende gefunden hatte – ich hielt mich für geheilt. Endlich! Ich strahlte wie ein Honigkuchenpferd. Als wäre ich frisch verliebt oder leicht verrückt, was symptomatisch ungefähr auf dasselbe hinausläuft. Ich fing an zu pfeifen und bekam das leicht dümmliche Grinsen nicht aus dem Gesicht. Dies war mein Glückstag – was für ein Geschenk! Der Beginn eines neuen, eines besseren Lebens – dachte ich vergnügt. Ich fühlte mich wie neugeboren. Doch leider hatte ich mich zu früh gefreut. Als ich wieder zu Hause war, setzten die Schmerzen allmählich wieder ein. Ich war fassungslos. Diese Geschichte geriet beinahe in Vergessenheit. Sie kam mir wieder zu Bewusstsein, als ich viele Jahre später in der Schmerzklinik Kiel war. In der Eingangshalle befindet sich eine Wandtafel mit einem Zitat von Ludwig Göbel, dem Vater des Chefarztes der Schmerzklinik, Prof. Dr. Hartmut Göbel:

„Jede Stunde ohne Schmerz ist mehr Glück als der Stolz eines ganzen Lebens."

Ich wusste genau, wie sich das anfühlt, denn ich hatte es selbst erlebt. Diese eine Stunde im Park – die scheinbar mein Leben von Grund auf veränderte und mich von der Schmerzfessel befreite ... und dann doch nur eine kurze Ausnahmeerscheinung war. Aber dieses tiefempfundene Glücksgefühl, das mich eine Stunde lang erfüllte, war unbeschreiblich schön und unglaublich wertvoll! Mehr Glück als der Stolz eines ganzen Lebens ...

Am letzten Wochenende, bevor ich wieder arbeiten musste, fuhr ich nach Münster, um Angi und Ursel zu besuchen. Münster wurde neben meinem Elternhaus während meiner schlimmsten Krankheitsphase so etwas wie ein Zufluchtsort. (Angi und ich sind seit der 1. Klasse miteinander befreundet. Ursel habe ich vor etwa zehn Jahren in Angis WG kennen gelernt.) Die beiden Frauen konnten mir meine Schmerzen nicht abnehmen, aber ich konnte mich in ihrer Mitte ganz gut ablenken und wir hatten einfach viel Spaß miteinander. Es war jederzeit selbstverständlich, meine Schmerzen zum Thema zu machen, aber es war auch ebenso selbstverständlich, es sein zu lassen. Ich konnte das handhaben, wie ich es wollte und brauchte. Ich war für Angi und Ursel nicht „die Frau mit den Zahnschmerzen", sondern einfach Mari. Es gab Menschen in meiner Umgebung, in deren Gegenwart ich mich viel mehr kontrollierte und genau abwog, wie viel Leidensgeschichte ich ihnen zumuten konnte. In Münster machte ich mir kaum Gedanken darüber, ob ich zu viel oder zu wenig von mir preisgab. Die Reaktionen meiner Umgebung auf meine Schmerzen waren sehr unterschiedlich und ich lernte mit der Zeit, mich entsprechend der Signale, die man mir vermittelte, zu verhalten. Dies geschah ganz automatisch, ohne groß darüber nachzudenken.

23. Wie viel Schmerz ist erlaubt?

Wenn eine Person kurzfristig unter Schmerzen oder anderen leidvollen Symptomen leidet und sich darüber beklagt, haben die meisten Menschen Verständnis und sind voller Mitgefühl. Wenn es ihr *immer* schlecht geht, muss man damit rechnen, dass selbst Menschen aus dem persönlichen Umfeld irgendwann ungeduldig werden und ihnen das Gejammer mit der Zeit auf die Nerven fällt. Besonders dann, wenn die Krankheit nicht klar definiert ist. Wenn sichtbare Krankheitszeichen vorhanden sind – wie zum Beispiel bei starken Verbrennungen – kann sich jeder ohne Probleme vorstellen, dass derjenige starke Schmerzen hat. Aber bei Schmerzen ohne sichtbare Anzeichen ist das etwas anderes. Ein Restzweifel bleibt!

Wenn man als Schmerzkranker kaum über die Gefühle spricht, die einen begleiten, scheinen die meisten Menschen erleichtert zu sein und vermeiden eine intensivere Befragung. Wer möchte sich bei der harmlosen Frage „Wie geht es dir?" gleich einen ausführlichen Monolog über die Tragweite einer menschlichen Tragödie anhören? Wie viele Menschen interessieren sich dafür? Es darf einem – wie gesagt – gelegentlich schlecht gehen, aber nicht immer, das sprengt jede Toleranzgrenze.

Spricht man sehr häufig darüber, wie schlecht es einem tatsächlich geht, fühlen sich viele Menschen überfordert oder zu sehr belastet und distanzieren sich. Oma Deike sagte immer: „Man darf sich nicht beklagen, dann besucht einen keiner mehr." Ich glaube, die Angst vor der Isolation kennen alle Schmerzkranken.

Doch hält man sich zurück, um seine Umgebung nicht zu beunruhigen, wird das wahre Ausmaß der Erkrankung mitunter gar nicht erkannt, es entsteht der Eindruck, dass es wohl doch nicht so schlimm sei. Das heißt auch, dass die tatsächliche Not nicht gesehen oder ernst genommen wird. Wenn man nur selten klagt, könnte man meinen, dass auch der Schmerz nur selten vorhanden sei, nämlich immer nur dann, wenn man sich in eindeutiger Weise mitteilt. Aber der Schmerz ist da, ob man nun darüber spricht oder beharrlich schweigt. Wie verhält man sich in solch einer Situation angemessen? Soll man die Sache herunterspielen, damit andere Menschen sich durch die Krankheit nicht bedroht oder beeinträchtigt fühlen? Soll man diesen entscheidenden Bereich seines Lebens ausblenden, weil ein gesundes Gegenüber die Umstände des Phänomens chronischer Schmerzen nicht begreifen kann?

Ich bin der Ansicht, dass man in aller Deutlichkeit sagen darf, wie man sich fühlt, vorausgesetzt, dass man es auch selbst ertragen kann, darüber zu sprechen, denn auch das fällt nicht immer leicht und muss auch ausgehalten werden. Aber davon abgesehen, wie stark das eigene Mitteilungsbedürfnis ist, muss man in jedem Fall eine gute Balance finden zwischen dem Wunsch, sich emotional zu öffnen und notwendiger Zurückhaltung, um andere Menschen nicht zu stark zu involvieren.

Manchmal, wenn die Schmerzerkrankung droht einen zu überfluten, braucht man zweifellos ein Ventil, um etwas von der Schwere loszuwerden. Dann kann es unheimlich guttun, darüber zu reden. Aber die Frage muss auch erlaubt sein, weshalb jemand sich ständig mit meiner Leidensgeschichte auseinandersetzen sollte. Zu viel ist zu viel, das kann sich kein anderer Mensch auf Dauer anhören! Niemand muss sich permanent mit meinem Frust auseinandersetzen, der das nicht will, denn ich dränge es niemandem auf und habe Verständnis dafür, dass die Situation für Angehörige auch nicht einfach ist.

Zum Glück habe ich das Schreiben für mich entdeckt und kann es nur jedem empfehlen. Papier ist geduldig und fängt die schweren Gedanken auf, die einen belasten. Für mich ist das Schreiben tatsächlich ein gutes Medium, weil ich alles loswerden kann, was mir in den Sinn kommt, ohne es zensieren zu müssen. Mein Tagebuch ist wie ein Verbündeter, wie ein enger Freund, der mir jederzeit hilfreich zur Seite steht. Beim Schreiben bin ich ganz bei mir und kann jederzeit Aussagen treffen, verändern und verwerfen. In Gesprächen gilt eher: Gesagt ist gesagt! Was ich zu meiner gesundheitlichen Situation zu sagen habe, kann Menschen verwirren, ängstigen oder abschrecken. Ich unterliege Stimmungsschwankungen und bin mitunter extrem schlecht gelaunt. Das ist kaum zu übersehen, aber ich möchte meine Umgebung so wenig belasten wie nur möglich.

Wem das Schreiben nicht liegt, der sollte sich vielleicht therapeutische Unterstützung suchen oder ein Videotagebuch führen. Es ist nicht fair, den engsten Bezugspersonen zu viel Verantwortung aufzubürden. Ich kann von niemandem erwarten, dass er oder sie sich ständig nur um meine Befindlichkeiten kümmert. Auch gesunde Menschen haben Sorgen und Nöte und Themen, die sie besprechen wollen. Es darf sich nicht alles nur um die eigenen Befindlichkeiten drehen.

Es gibt etwas Wunderbares, das einen immer wieder aus der Frustration herausreißen kann, und das ist der Humor! Lachen und Weinen liegen bei der Schmerzkrankheit viel näher beisammen, als Außenstehende sich das vielleicht vorstellen können. Man lacht der Krankheit zum Trotz. Jedes ehrliche Lachen ist ein kleiner Beitrag zur Überwindung der Ohnmacht, die man verspürt. Das kann in einer scheinbar aussichtslosen Situation zu einer praktischen Gegenwehr und Überlebensstrategie werden. Wenn man etwas zu lachen hat, hört man auf, über sich nachzudenken und jede noch so kleine Ablenkung vom Schmerz ist willkommen. Es sind kleine, glückliche Momente, die man sich nicht nehmen lassen will, die jedoch nicht bedeuten, dass der Schmerz dadurch grundsätzlich nicht mehr ins Gewicht fällt. Er hat aber vorübergehend mal nicht so viel zu melden und das ist bereits eine Erleichterung.

Manche Menschen tun sich extrem schwer damit, die psychosoziale Bedeutung von unablässigen Schmerzen zu begreifen. Das ist selbst für Betroffene schwer zu vermitteln. Man verliert gewissermaßen seine innere Mitte und den Bezug zur Außenwelt. Schmerzkranke befinden sich permanent im Ausnahmezustand, was sie phasenweise durchaus auch zu Außenseitern machen kann. Dabei sehnen sich die meisten zweifellos nach Normalität und Angenommen-Sein.

Einige Leute meiden Schmerzkranke, als sei die Erkrankung ansteckend oder als könne es Unheil anziehen, wenn man sich mit ihnen konfrontiert. Man will das Schicksal vielleicht nicht unnötig herausfordern. Als würde jemand mit dem Finger auf sie zeigen und sagen: „Du bist die nächste Person, die es trifft." Als sei das, was man nicht bemerkt und beachtet, auch nicht existent. Aber das hat schon beim „Augen zu – mich sieht keiner"-Versteckspiel der Kleinkinder nicht wirklich funktioniert.

Menschen, die ihre Angehörigen verlieren, machen häufig ganz ähnliche Erfahrungen. Aus Verunsicherung machen viele Menschen einen Bogen um sie und lassen die Trauernden in ihrem Schmerz allein. Man rechtfertigt diese Ignoranz mit einer Vielzahl von Begründungen wie z. B. man könne ja doch nichts tun, die Hinterbliebenen wollten sicher nicht ständig auf den Verlust angesprochen werden und lieber unter sich sein, da störe man im Augenblick nur. Das mag vielleicht sogar stimmen, aber das ist sicher nicht der springende Punkt. Ich denke, dass die meisten Menschen Angst davor haben, sich der Auseinandersetzung mit dem Tod und der Trauer zu stellen. Sie haben Angst vor den starken Gefühlen der Trauernden, Angst davor, sich mit ihren eigenen Verlustängsten zu konfrontieren, weil man durch das Schicksal der anderen daran erinnert wird, dass man früher oder später auch in diese Situation kommen wird. Man weiß nie, wann das Schicksal zuschlägt, daher wäre es zweifellos angebracht, wenn man sich umfassend damit beschäftigt. Wirklich vorbereitet ist man allerdings nie.

Das eigene Leben ist für gewöhnlich zu lang, um völlig unkompliziert zu verlaufen. Menschen machen zwar unterschiedliche Erfahrungen und gehen ganz verschieden mit Verlusten, Stress und Schmerz um, aber auf die eine oder andere Weise begegnet man im Laufe seines Lebens verschiedenen Herausforderungen und Schicksalsschlägen, die man verkraften und annehmen muss. Niemand bleibt davon verschont.

Das Dilemma meiner Erkrankung bestand darin, dass ich Symptome hatte, die Anlass zu den unterschiedlichsten Spekulationen gaben. Ich litt nicht an einer von medizinischer Seite anerkannten Krankheit, die klar organisch definiert und allgemein bekannt und therapierbar war. Diesem Umstand hatte ich es zu verdanken, dass nicht nur ich selbst, sondern auch meine Umgebung verunsichert war, was sich auch in den Reaktionen widerspiegelte. Einige Leute sahen mich betreten an, wenn ich ihnen erzählte, dass ich durch Amalgam geschädigt sei. Ich vermied schon das Wort „Vergiftung" in den Mund zu nehmen, weil sich der Blick dann noch mehr verfinsterte oder ich damit rechnen musste, dass man mir nicht glaubte. Es ist verständlich, dass sich Leute von dieser Vorstellung distanzieren müssen, dachte ich. Sie haben selbst Amalgam im Mund und fürchten sicher insgeheim um ihre eigene Gesundheit, also verdrängen sie die Möglichkeit einer Schädigung durch Amalgam lieber. Trotzdem verletzte es mich, wenn man mich ansah, als sei ich nicht ganz dicht. Ich gab doch nur das wieder, was Ärzte mir mitgeteilt hatten, und ich hatte nun einmal die entsprechenden Symptome, die dafür sprachen, dass ich betroffen war. Es ist einfach nur schrecklich, wenn man ständig im Dunkeln tappt und nicht weiß, was einem fehlt. Also glaubt man schon allein deshalb alles, was die Fachleute sagen …

Allerdings fragte ich mich mitunter auch, ob es jenseits von beschädigten Nerven und chronischer Vergiftung andere Ursachen für meine Erkrankung gab. Ich meinte zu spüren, dass sich Menschen in meiner Umgebung in aller Stille und manchmal etwas lauter diese Frage ebenfalls stellten. Sie machten kleine Andeutungen, die darauf hinwiesen, dass sie psychologische Auslöser vermuteten. „Weshalb Marion wohl krank geworden ist?", schienen sich einige zu fragen. Liegt die Antwort auf ihre Schmerzen in ihrer Person begründet? Ist sie betroffen, weil sie ist, wie sie ist? Weil sie lebt, wie sie lebt? Liegt die Begründung in ihrer Lebensgeschichte verborgen? Wer kann das mit absoluter Sicherheit ausschließen?

Durch manche Köpfe geistert die Vorstellung, dass jeder Mensch die Krankheit bekommt, die zu ihm passt, was sich wohl nur vitale Menschen oder Kranke, die ihre Krankheit überwunden haben, einfallen lassen können. Ich finde diese Überlegung wenig hilfreich und zu undifferenziert. Es ist geschmacklos, so etwas zu behaupten. Was ist mit den Menschen, die unsagbar leiden müssen und an den Folgen ihrer Krankheit versterben? Ich denke dabei besonders an Kinder mit Krebsdiagnose, die ihr Leben verlieren. Stellt sich da jemand vor die Eltern und sagt ernsthaft „Jeder bekommt die Krankheit, die zu ihm passt"? Oder, um noch einen obendrauf zu setzen: „Jeder bekommt die Krankheit, die er verdient."

Psychologische Deutungsmodelle sind sehr in Mode gekommen. Das ist Trend. Manche Menschen fühlen sich innerlich dazu berufen, sich lautstark und unaufgefordert zu den gesundheitlichen Problemen ihrer Mitmenschen zu äußern. Leute im Hinblick auf ihre Erkrankung einzuschätzen, sie zu analysieren und zu bewerten lenkt wunderbar von der eigenen Person ab, und das Tolle an der Psychologie ist, sie ist schwer zu beweisen, das heißt, man kann behaupten, was man will, theoretisch könnte man richtig liegen. Ich reagiere mittlerweile ziemlich gereizt auf die Deutungsangebote der Hobbypsychologen und einschlägiger Experten. „Krankheit als Weg" ist ganz sicher nicht *mein* Weg! Dennoch bin ich der Meinung, dass man eine Krankheit als Anregung für aufrichtige Seelenarbeit betrachten kann. Die Krise, die durch das Leid entsteht, bringt vieles in Bewegung, was sich von allein so nicht gerührt hätte. Man ist gezwungen, sich auseinanderzusetzen. Mit dem Leben, mit dem Sterben, mit dem Leiden, mit der Gesundheit, mit unterschiedlichen Wertvorstellungen und damit, wie ich mich selbst und meine Lebensziele definiere.

Die Einstellung und Fantasie zu der Ursache einer Erkrankung ändert sich spätestens ab dem Moment, in dem man selbst davon betroffen ist. Wenn man am eigenen Leib erfahren muss, was es heißt, unter einer chronischen Erkrankung zu leiden, ist meist keine Rede mehr davon, dass die eigene Erkrankung in der Psyche begründet ist. Ich glaube man darf auch den Angstfaktor hierbei nicht unterschätzen. Die Vorstellung, dass es unerklärliche Krankheiten gibt, die plötzlich ausbrechen und theoretisch jeden treffen können, löst starke Ängste aus. Das ist mir nicht anders gegangen.

Wieso geht man so selbstverständlich davon aus, dass Krankheit und Tod die Schicksalsschläge der anderen sind? Weshalb war ich lange Zeit so erbost darüber, dass es ausgerechnet mich erwischt hatte? War ich besser als andere Kranke? Wieso verglich ich mich mit den Gesunden, wo die Kranken mir doch viel näher waren? Man sucht nach einer logischen Erklärung für das, was geschehen ist, am besten eine, die deutlich macht, warum eine Person krank wird und die andere verschont bleibt. Das ist eine verständliche Abwehrreaktion. Aber es gibt keine sicheren Regeln, die man nur konsequent verfolgen muss und dann dafür die Garantie für lebenslanges Glück, Zufriedenheit und Gesundheit erhält, so funktioniert es leider nicht. Der chronische Schmerz ist unkalkulierbar, lässt sich in kein bestimmtes Schema pressen, es kann praktisch jeden treffen. Es ist natürlich beruhigender zu denken, dass die Kranken ihr Unglück in irgendeiner Form selbst zu verantworten haben, während gesunde Menschen die wunderbare Gabe haben, genau das Richtige zu tun, um sich dieses Schicksal zu ersparen. Es gibt verschiedene – auch psychische – Faktoren, die bei der Entstehung von Schmerzen eine Rolle spielen, das lässt sich natürlich nicht leugnen. Aber es ist nicht möglich, sich in alle Richtungen abzusichern und Maßnahmen zu ergreifen, die eine Schmerzkrankheit in jedem Fall verhindern können. Bedauerlicherweise gibt es keinen Katalog an Lebensregeln, die einen bei konsequenter Einhaltung vor dieser Gefahr schützen.

Ich muss damit aufhören, mit meinem Schicksal zu hadern und mein Leben akzeptieren und schätzen lernen, so wie es ist, so sehr ich mich bisher auch dagegen gesträubt haben mag. Es nützt nichts, sich dagegen zu wehren. Keine Frage mehr nach dem Warum und keine Suche nach der Schuld oder der Verantwortung. Was passiert ist, ist passiert. Es bringt nichts, nach einem Phantom zu fahnden. Ich verwende zu viel Kraft dafür, mir den Schmerz erklären zu wollen und einen Sündenbock zu suchen. Das führt doch zu nichts. Man kann das Leben nur verstehen, wenn man in die Vergangenheit blickt, aber man muss es leben, in dem man nach vorne schaut und sein Schicksal selbst in die Hand nimmt. Darauf muss ich mich jetzt voll und ganz konzentrieren!

24. Hilfe aus Bad Pyrmont

Ich fuhr noch im Dezember 1998 nach Bad Pyrmont und stellte mich bei Dr. T. vor. Mein Vater war so lieb, mich dorthin zu begleiten. Der Arzt führte mit mir ein Vorgespräch über meine bisherigen Befunde und machte dann eine Testreihe, die naturheilkundlich orientiert war und zur Feststellung von Herderkrankungen diente. Ich wurde komplett durchgecheckt. Es wurde ein Ganzkörper-Decodergramm gemacht. Zu diesem Zweck musste ich mich vor ein Gerät setzten, das die ganze Zeit Linien aufzeichnete, ähnlich wie bei einem EKG. Dr. T. erklärte mir, dass er anhand dieser Aufzeichnungen entzündliche Prozesse in meinem Körper erkennen könne. Des Weiteren nahm er einen Reizstromtest meiner Zähne und Leerkiefer vor, sowie eine Elektro-Akupunktur-Medikamententestung. „Sie müssen noch zu einer zweiten Testreihe kommen, bei der unter anderem auch Ihre Leukozytenwerte überprüft werden sollten", sagte er. Erst dann könne er meinen genauen Behandlungsplan festlegen. „Es ist aber schon jetzt deutlich erkennbar, dass Sie sich auf jeden Fall auf eine umfangreiche Herdsanierung des Kiefers einstellen müssen. Ich will Ihnen da nichts vormachen. Sie werden eine Reihe an Zähnen verlieren", sagte er.

Ich zeigte dem Arzt die Untersuchungsergebnisse aus München. Dr. T. bestätigte diese Befunde nicht, aber er stellte sie auch nicht infrage. Er sagte nur, dass er kein Fan von Daunderer sei und nicht viel von dem Behandlungsplan halte, den der Oldenburger Zahnarzt mir vorgeschlagen hatte. Das fand ich beruhigend, denn ich empfand die Idee mit den Tamponaden nur noch als abstoßend.

Zum abschließenden Gespräch der Erstuntersuchung kam mein Vater hinzu. Das war mir sehr recht, denn durch meine Konzentrationsschwäche, die sich mal mehr und mal weniger bemerkbar machte, befürchtete ich, dass mir vielleicht wichtige Informationen entgehen könnten. Mein Vater fungierte auf diese Weise als meine Gedächtnisstütze.

Dr. T. entließ mich mit den Worten: „Wenn Sie sich mir anvertrauen mögen, verspreche ich Ihnen, dass Ihre Schmerzen verschwinden werden. Das hier ist mein Spezialgebiet. Sie sind nicht die Erste, die mit solchen Symptomen zu mir kommt. Sie können sich nicht vorstellen, was ich schon alles erlebt habe." Die Selbstsicherheit, die der Arzt ausstrahlte, wirkte überzeugend optimistisch und souverän. Er glaubte an das, was er sagte. Aber ich wollte nicht hören, dass er mir helfen konnte, ich wollte es spüren. Man hatte mir in der Vergangenheit schon zu viel versprochen …

Als mein Vater und ich wieder auf der Straße standen, erzählte er mir, dass er sich im Wartezimmer mit einem Patienten des Arztes unterhalten habe, der Dr. T. in den höchsten Tönen gelobt habe. Der Mann sei schwerkrank gewesen und der Arzt habe ihn geheilt. Es gebe seiner Meinung nach niemanden in Deutschland, der nach dieser Methode und mit solch einem durchschlagenden Erfolg operiere. Ich konnte in den Augen meines Vaters lesen, dass er die große Hoffnung mit mir teilte, hier wirklich auf jemanden gestoßen zu sein, der mir tatsächlich helfen konnte. Mir war aber auch klar, dass es keine Garantie dafür gab, dass die Behandlung bei mir auch zu solchen hervorragenden Ergebnissen führen würde und niemand mit Sicherheit sagen konnte, ob der Mann nicht auch ohne die Hilfe von Dr. T. wieder gesund geworden wäre. Es blieb mir nichts anderes übrig, als mehr oder weniger nach Intuition zu handeln. Mir ist kaum ein anderes Krankheitsbild bekannt, bei dem Ärzte so extrem unterschiedliche Positionen vertreten. Die Behandlung, die hilft, ist die richtige – aber welche ist das? Immer wieder kam ich an einen Punkt, an dem wichtige Entscheidungen zu treffen waren und fühlte mich damit manchmal hoffnungslos überfordert.

Obwohl ich mich im Grunde bereits für Dr. T. entschieden hatte, suchte ich noch einen weiteren Bremer Zahnarzt auf, der mir von einigen Leuten empfohlen worden war. Als überzeugter Verfechter der wissenschaftlichen Medizin konnte dieser Arzt die naturheilkundliche Lehre nicht so ohne Weiteres gutheißen. Ich fragte nach Alternativen, doch die konnte er mir nicht nennen. Man müsse das Thema sehr sensibel angehen, meinte er, und bloß nichts überstürzen. „Ihr Organismus ist so angegriffen, dass schwer zu sagen ist, wie er auf diesen massiven operativen Eingriff reagieren wird. Man sollte vielleicht erst einmal abwarten", sagte er. Aber genau darin lag das Problem. Ich sollte immer abwarten. Wie lange denn, und um auf was genau zu warten? Auf ein Wunder? Auf die Entstehung weiterer Krankheiten? Auf meinen Tod? Ich hatte drei Jahre vergeblich versucht, eine bessere Alternative zur Zahnentfernung zu finden. Es konnte doch nicht ewig so weitergehen. Wäre ich nicht schon so lange krank gewesen und wäre mir nicht bewusst gewesen, dass Dr. T. unmittelbar vor seiner Pensionierung stand, hätte ich vermutlich auf diese Vorbehalte gehört und erst mal nichts weiter unternommen, denn dieser Arzt war genau wie Dr. R. aus Oldenburg und wie Dr. T. aus Bad Pyrmont rhetorisch sehr überzeugend. Aber mir saß die Zeit im Nacken und das machte die Angelegenheit dringlich.

Meine Freundin C. kritisierte mich, weil ich immer wieder neue Ärzte aufsuchte, die mich nur noch mehr verwirrten und mich daran hinderten, einen klaren Standpunkt einzunehmen und konsequent bei einer Sache zu bleiben. Sie hatte natürlich Recht, aber ich wurde immer nervöser, je näher der Zeitpunkt rückte, an dem ich mich entscheiden musste.

Ich machte die Herduntersuchung bei Dr. T. zu Ende und erhielt das erwartete Ergebnis. Die Auswertung der Decodermessung, des Reizstromtestes und der Röntgenaufnahme sprach für eine chronische Entzündung in meinem gesamten Organismus, der Leukozytentest bestätigte dieses Resultat. „Es ist daher in der Tat notwendig, eine Totalsanierung vorzunehmen", erklärte er. Das hieß im Klartext, dass ich im Oberkiefer alle Zähne bis auf drei verlieren würde, was wiederum bedeutete, dass ich einen herausnehmbaren Zahnersatz erhalten würde. Im rechten Unterkiefer müssten weitere Zähne entfernt werden, sodass auch hier mit einer prothetischen Versorgung zu rechnen sei. Insgesamt neun a-vitale Zähne müssten entfernt werden. Die vorderen Zähne im Unterkiefer wolle er stehen lassen, aber im linken Unterkiefer müsse man nachoperieren, da das Gewebe um den Knochen gesäubert werden müsse. „Ich kann die Sanierung in drei Sitzungen vornehmen. Idealerweise würde man zwei, drei Monate bis zum nächsten Eingriff warten, leider ist dieser Zeitplan nicht einzuhalten, weil ich nur noch bis zum August 1999 praktiziere", sagte er. Es sei auch nicht möglich, mit der Zahnsanierung sofort zu beginnen, weil ich erst medikamentös auf den Eingriff vorbereitet werden müsse. Vor April sei da nichts zu machen. Ich war innerlich ganz ruhig und gefasst, als ich Dr. T. die Zustimmung für den Behandlungsplan gab. Ich war ab diesem Moment wirklich überzeugt davon, das Richtige zu tun und konnte endlich auch zu dieser Entscheidung stehen.

Eine Woche später bekam ich ein großes Paket mit homöopathischen Medikamenten, die 2000 DM kosteten. Ich wollte mich nicht daran erinnern, was ich bei Daunderer über die Nutzlosigkeit bis hin zur schädigenden Wirkung dieser Medikamente gelesen hatte, was zählte, war der Erfolg, und es gab offensichtlich viele Menschen, denen Dr. T. geholfen hatte. Heute könnte ich mich dafür ohrfeigen, dass ich für homöopathische Mittel so viel Geld ausgegeben habe, aber damals schien es mir gerechtfertigt.

Letztendlich waren es vier Argumente, die mich von der Behandlung in Pyrmont überzeugten:

1. Die zufriedenen Patienten

2. Die fehlenden Alternativen

3. Die Überzeugung, etwas Grundsätzliches verändern zu müssen

4. Die fehlende Zeit im Hinblick auf die Pensionierung des Arztes

Vielleicht war ich gerade noch rechtzeitig auf diesen Arzt gestoßen, diese Chance durfte ich nicht ungenutzt verstreichen lassen, dachte ich.

Wegen meiner Endometriose musste ich regelmäßig zur ärztlichen Kontrolle. Anfang März stellte sich heraus, dass sich eine neue Zyste mit einem Durchmesser von fünf Zentimetern im Bauchraum entwickelt hatte. Ich entschied mich für die sofortige operative Entfernung. Hauptsächlich deshalb, um meinen Behandlungsplan bei Dr. T. nicht zu gefährden, denn wenn ich den Eingriff noch weiter hinausgezögert hätte, wäre ich Gefahr gelaufen, akute Schmerzen zum Zeitpunkt der geplanten Kiefersanierung zu riskieren, das galt es zu vermeiden. Ich rechnete mir aus, dass ich fünf Wochen Zeit hatte bis zu meinem Termin in Pyrmont, was reichen musste, um mich zu erholen. Ich telefonierte von der Arbeit aus mit dem Krankenhaus und wurde noch am gleichen Tag aufgenommen. Diesmal hatte ich Glück; der Eingriff war vergleichsweise harmlos. Es wurde eine Bauchspiegelung durch den Nabel vorgenommen, sodass ich um einen weiteren Schnitt im Unterleib herumkam. Es blieben nur kaum sichtbare Narben zurück. Ich war innerhalb einer Stunde wieder in meinem Zimmer und es ging mir erstaunlich gut. Mir war diesmal nicht übel, ich hatte keine nennenswerten Schmerzen und man hatte mir diesmal auch keine Magensonde legen müssen. Ich war froh, dass ich nicht gezögert hatte, mich sofort operieren zu lassen. Nun konnte ich wenigstens sicher sein, dass mein Bauch mir bezüglich meines Zeitplans keinen Strich mehr durch die Rechnung machen konnte. Nach drei Tagen durfte ich das Krankenhaus verlassen. Der histologische Befund ergab keine weiteren Auffälligkeiten. Man hatte einen kleinen Endometrioseherd im Eierstock gefunden, was mich nicht überraschte. Ich erholte mich schnell und konzentrierte mich ganz auf meinen großen Eingriff in Pyrmont.

Im April machte ich mich wie verabredet auf den Weg zu Dr. T. Sowohl mein Freund als auch mein Vater hatten angeboten, mich nach Pyrmont zu begleiten, was ich abgelehnt hatte. Sie konnten im Vorfeld des Eingriffs nichts für mich tun. Der Schmerz über den Verlust meiner Zähne und meine Angst vor der Operation war eine Auseinandersetzung, die ich mit mir allein führen musste. Die schwersten Stunden, die man im Leben erlebt, sind meistens auch die einsamsten! Ich wollte mich dieser Tatsache stellen.

Nachdem Dr. T. mich begrüßt hatte, fragte er mich: „Frau Deike, sind Sie sich der Bedeutung des Eingriffs bewusst? Wissen Sie, wofür Sie Ihre Zustimmung geben müssen?" Wir nickten einander bedeutungsvoll zu. Es war klar, dass er mich das fragte, um sich abzusichern. Aber es war mir auch sehr wichtig, dass an dieser Stelle noch einmal ganz klar betont wurde, dass es sich hierbei nicht um einen harmlosen und bedeutungslosen Eingriff handelte, sondern dass es um den endgültigen Verlust meiner Zähne ging. Ich hatte mein Einverständnis dafür gegeben, fortan eine Oberkieferprothese zu tragen, und das mit einunddreißig Jahren! Ich war Dr. T. dankbar dafür, dass er die Tragweite dieser Entscheidung so ernst nahm und mich so entschieden auf die Konsequenzen hinwies.

Er verabreichte mir Valium zur Ruhigstellung und operierte meinen kompletten Oberkiefer in zwei Stunden. Mit jedem Zahnstummel, der mir gezogen wurde, wuchs ein Gefühl der Erleichterung. Ich hatte immer noch Angst vor dem, was mich erwartete, aber ich war froh und dankbar, dass mich der Arzt endlich von den Zahnruinen in meinem Kiefer befreite. Dieses Gefühl überwog eindeutig, und somit hatte ich trotz aller Wehmut über den Verlust meiner Zähne ein gutes Gefühl. Der abschließende Kommentar des Arztes war: „Das war eine Arbeit für jemanden, der Vater und Mutter erschlagen hat." Es seien unheimlich viele Rückstände in meinem Kiefer gewesen, er habe Metallsplitter und Wurzelreste entfernt. Dr. T. lobte mich für meine, wie er es nannte, beinahe heroische Tapferkeit.

Die Nachbetreuung war vorbildlich. Wie alle Patienten war ich in dem Hotel untergebracht, das sich direkt über der Zahnarztpraxis befand und von Herrn N. geleitet wurde. Direkt nach der OP bekam ich von Schwester Uschi eine schmerzstillende und den Kreislauf stabilisierende Spritze. Die Inhaltsstoffe hatte der Doktor mithilfe der Pulsdiagnose für mich ausgewählt. Des Weiteren bekam ich Quarkwickel für die Abschwellung meines Gesichts, Zäpfchen zur Schmerzstillung und verschiedene Cremes und Tröpfchen, die ich in vorgegebener Reihenfolge regelmäßig einnehmen musste. Herr N. versorgte mich mit Kräutertees und Schonkost. Zweimal am Tag wurde ich ins Labor bestellt, erhielt eine Vitamin-B-Spritze, wurde bestrahlt und bekam eine Darminsufflation. (Das ist eine Behandlung, bei der Ozon in den Darm geleitet wird.) Es wurden außerdem eine Magnetfeldtherapie durchgeführt und diverse Wundcocktails und Ozonwasser zum Spülen und Trinken verabreicht. Ob diese Maßnahmen hilfreich, geschweige denn notwendig waren, wage ich heute doch sehr zu bezweifeln, damals vermittelte es mir aber zumindest das Gefühl, optimal versorgt zu werden. Ich fühlte mich bei Dr. T. bestens aufgehoben. Über die Wirkungsweise der Anwendungen war ich kaum informiert. Ich war nur darauf konzentriert, die Anweisungen zu befolgen. Zu mehr reichte meine Kraft auch nicht. Im Hotel gab es leckere Suppen und Breis zu essen, die schön dekoriert und frisch zubereitet wurden. Ich durfte Früchte- und Kräutertees trinken, ab dem zweiten Tag auch frisch gepresste Säfte.

Ich hatte zunächst keinen Zahnersatz, lediglich einen harten Wundverband, den ich aber sehr bald herausnahm, weil er unangenehm drückte. Der erste Blick in den Spiegel war schockierend; ich sah furchtbar aus, wie nach einem verlorenen Boxkampf. Mein Gesicht war zugeschwollen, und ich hatte scheußliche Blutergüsse unter den Augen. Ein Gesicht, das nicht einmal eine Mutter lieben kann, dachte ich zynisch. Es war erschreckend, mich derart „zugerichtet" zu sehen, obwohl klar war, dass dies ein vorübergehender Zustand sein würde. Andererseits war ich auch der Meinung, dass dies ein sehr authentisches Gefühl widerspiegelte. Es fühlte sich für mich stimmig an, so auszusehen. Die Krankheit war schließlich auch so brutal hässlich und zum ersten Mal auch für andere sichtbar.

Seht her! So sieht es aus, wenn sich das Innere nach außen kehrt, hier zeigt sich das Ergebnis einer jahrelangen Odyssee. Die Krankheit mit den vielen Namen bricht ihr Schweigen und erhält ein Gesicht. Ein schrecklich entstelltes Fratzengesicht – mein Gesicht. Dies ist das Finale meiner Suche. Ich bin angekommen. Das ist es, was die Krankheit aus mir gemacht hat. Aber wenn es ab jetzt bergauf geht, ist es auf jeden Fall jeden einzelnen Zahn, den ich geopfert habe, wert.

Ich nickte meinem Spiegelbild aufmunternd zu und bemühte mich zu lächeln. Wird schon, Mari! Dieser Schritt war nicht leicht, aber Du hast den Mut gehabt, ihn zu machen, sagte ich zu mir selbst und dann wendete mich vom Spiegel ab und schnitt eine Grimasse. Ein Glück, dass S. mich nicht so sehen kann, dachte ich erleichtert. Ich wusste, dass er sich nichts hätte anmerken lassen, aber ich war froh, ihm diesen Anblick ersparen zu können. Man muss nicht alles voneinander wissen – gerade weil man sich respektiert und liebt.

Eigentlich sollte mich niemand von meinen Lieben zu Hause so sehen. Aber meine Eltern kamen zu Besuch, als ich gerade von meinen Anwendungen kam und schnell unbemerkt über den Flur in mein Zimmer huschen wollte. Sie standen plötzlich direkt vor mir, und ich kann nicht genau sagen, wer von uns sich mehr erschrocken hat, sie oder ich. Ich sah das stumme Entsetzen im Blick meiner Mutter. Mein Vater, dem ich erst anschließend in die Augen sah, hatte sich anscheinend schon wieder gefasst. Trotzdem band ich mir eine Schutzmaske vor das Gesicht, als wir in meinem Zimmer angekommen waren. Meine Eltern beteuerten sofort, dass das doch nicht nötig sei, aber ich fühlte mich wohler damit.

Die Handhabung meines provisorischen Beißwerkzeugs schien zunächst einfacher als gedacht. Ich hatte erwartet, dass es mir schwerer fallen würde, diesen Fremdkörper in meinem Mund zu akzeptieren. Nur mein verändertes Aussehen, mein Gesicht mit und ohne Zähne zu akzeptieren, war gewöhnungsbedürftig und fiel mir anfangs schwer. Plötzlich damit konfrontiert zu sein, buchstäblich zwei Gesichter zu haben, von dem das eine, nachdem es abgeschwollen war, gewohnt und vertraut aussah und das andere, ohne Zähne, fremd und entstellend. Meine Mundpartie war eingefallen, und ich sah nach Armut aus und um Jahre gealtert. Es dauerte etliche Wochen, bis ich mich an diesen zweiten Anblick gewöhnte und mich nicht mehr vor mir selbst genierte.

Die Wundheilung bereitete keine Probleme, die Schmerzen hielten sich in Grenzen und waren erträglich. Nach fünf Tagen wurde ich entlassen und durfte wieder zurück in meine vertraute Umgebung.

Ich hatte Bedenken, S. könnte sich, ohne es zu wollen, von mir abgestoßen fühlen. Ich traute mich nicht, ihn zu küssen, als ich wieder zu Hause war. Er küsste mich auch nicht. Anscheinend waren wir beide sehr verunsichert. Schließlich wollte ich es wissen und küsste ihn vorsichtig auf den Mund. Er wehrte mich nicht ab, was mich mutiger werden ließ ... Nachdem diese Hürde genommen war, waren wir beide sehr erleichtert. Es stellte sich heraus, dass S. mir die Entscheidung überlassen wollte, wann ich bereit dazu wäre, Zärtlichkeit zuzulassen. Wir hatten beide auf ein Zeichen gewartet, das uns dazu ermutigen sollte, aufeinander zuzugehen. Er dachte, dass ich vielleicht erst einmal meine Ruhe haben wollte. Seine Rücksichtnahme hatte ich beinahe missverstanden. Man kann gar nicht genug miteinander reden. Eine ehrliche Kommunikation ist so wichtig, ganz besonders in solch unsicheren Situationen.

Viele Leute verbringen ihren Urlaub in Bad Pyrmont. Ich suchte bereits im Juni 1999 diesen Ort erneut auf, um mir zum wiederholten Male Zähne ziehen zu lassen. Im Gegensatz zum ersten Eingriff war ich diesmal überhaupt nicht darauf eingestimmt und wäre am liebsten vom Behandlungsstuhl gesprungen. Es kostete mich bereits Überwindung, den Mund zu öffnen und Dr. T. seine Arbeit machen zu lassen. Ich hatte es so satt! Diese Bohrer, Sauger, Zangen, Fäden, Tamponaden und ekelig schmeckenden Flüssigkeiten in meinem Mund. Dieser ohrenbetäubende Lärm in meinem Kopf, wenn gefräst wurde. Was war das für eine Baustelle, die da mitten durch meinen Kopf führte, auf der es rumorte und brummte, krachte und zischte? Glücklicherweise hatte ich so viel Valium erhalten, dass ich alles still über mich ergehen ließ. Ob das wohl alles jemals ein Ende nehmen würde? Mehr als zehn kieferchirurgische Eingriffe hatte ich bereits hinter mir. Das war mehr als genug. Gleichzeitig dachte ich, dass es vielleicht meine einzige Chance war, gesund oder zumindest ein wenig gesünder zu werden. Ich hatte keine andere Wahl, als diesen Weg konsequent weiter zu gehen, zumindest glaubte ich das. Welch eine wunderbare Aussicht: weniger Schmerzen, vielleicht sogar wirklich eines Tages keine Schmerzen mehr zu haben. Ein schöner Traum oder bald schon Realität? Ich wollte und musste an die zweite Möglichkeit glauben. Ich überließ mich während der Operation ganz meinen Gedanken:

Welt, bald hast du mich wieder, ich klopfe schon mal vorsichtig an. Ich stoße ein kleines Stoßgebet gen Himmel. Das wäre so genial. Ihr Gesunden da draußen wisst gar nicht, wie glücklich ihr Euch schätzen könnt. Seid nicht so undankbar. Ärgert Euch über belangloses Zeug. Streitet Euch über Fliegendreck. Was wisst ihr denn schon von Schmerzen und ...

„Frau Deike, den Mund weiter öffnen bitte, ich komm da sonst nicht ran", unterbrach Dr. T. meinen Gedankengang und ich war gezwungen, mich wieder mit dem zu befassen, was gerade vor sich ging.

Wie oft habe ich mir das schon anhören müssen: „Ich bin total gestresst. Ich hab seit einem halben Jahr keinen Urlaub mehr gemacht." Oder: „Mir geht es richtig schlecht, ich bin schon seit drei Tagen erkältet." Das lässt mich doch durch meine überdimensionale Zahnlücke pfeifen. Seit drei Tagen erkältet – welch ein Drama! Entschuldigt, wenn ich das nicht so ganz ernst nehmen kann. Aber am allerbesten waren diejenigen, die kreidebleich vor mir standen und mit gesenktem Kopf völlig heiser heraushauchten, dass sie um 17:30 Uhr einen zahnärztlichen Termin, zur jährlichen Kontrolle, hätten. Und darüber beklagten sie sich ausgerechnet bei mir! In solchen Momenten fühlte ich Überheblichkeit und Unmut in mir aufsteigen. Diese Memmen! Meine Augenbrauen beginnen dann unwillkürlich zu zucken, doch dann sage ich tröstend: „Es wird schon nicht so schlimm." „Je eher daran, desto eher davon", wie I. immer sagt. Ich schenkte den armen Jungs und Mädels mein sanftestes Lächeln und knuffte sie aufmunternd in die Seite. Welch eine Ironie! Natürlich habe ich nicht vergessen, dass es bei mir auch mal so war, und nun lag auch ich da wie ein Häufchen Elend, mit verknoteten Beinen und mit wie zum Gebet gefalteten Händen, die zittrig auf meinem Bauch lagen, als müssten sie um Vergebung flehen …

„Frau Deike, den Mund weiter auf, bitte!"

In meinem eingeschränkten Blickfeld nehme ich schemenhaft wahr, wie vier Hände flink und entschlossen über meinem Mund kreisen und immer wieder in ihn hinein tauchen. Sie leisten Präzisionsarbeit! Wenn es doch nur schon vorbei wäre ...

Schließlich nähte mir Dr. T. die Wunde zu und klopfte mir aufmunternd auf die Schulter. „Sie haben es geschafft, junge Frau." Es war mir ein Trost, dass mir wenigstens der Ablauf der ganzen Prozedur vertraut war und ich die Leute kannte, die da Hand an mich legten. Schwester Uschi war wieder sehr um mich bemüht und mit Herrn N., dem Hotelinhaber, der für das leibliche Wohl seiner Gäste sorgte, scherzte ich auch hin und wieder, wenn sich die Gelegenheit dazu bot. Ich sah das eine oder andere bekannte Gesicht unter den Patienten wieder, alles Stammkundschaft, die sich unter diesem Dach versammelt hatte, so wie ich. Da Dr. T. in den Ruhestand ging, wollten sie alle noch mal schnell unters Messer.

Um acht Uhr morgens traten die Hotelgäste mit schonköstlicher Vollverpflegung zum ritualisierten Appell an und ließen den alten, weisen Mann einen Blick auf die Wunde werfen. Direkt nach dem Eingriff hatten sich die Patienten in der Regel nicht viel zu sagen. Das Sprechen fiel zu schwer, der eigene Anblick war deprimierend und die Tatsache, dass die anderen auch nicht besser aussahen, spendete wenig Trost. Einige trauten sich nur mit einem Schal verhüllt unter die Leute. Jeder hatte mit sich zu tun. Nur die alten Hasen, die schon mehrmals da waren und deren Gesichtsschwellung dank des Quarkwickels bereits zurückging, wagten miteinander zu sprechen. Auf diese Weise knüpfte ich lockere Kontakte, die den Aufenthalt etwas interessanter machten.

„Aller guten Dinge sind drei." Oder auch: „Dreimal ist Bremer Recht!" – wie wir hier in der Hansestadt sagen. Bei der dritten Operation im Juli 1999 wurde kein Zahn entfernt. Dr. T öffnete nur den Leerkiefer im linken Unterkiefer, an der Stelle, an der zuvor die Weisheitszähne saßen. Ich war mir gar nicht sicher, wie ich es finden sollte, keinen weiteren Zahn zu verlieren. Kautechnisch gesehen ein großer Vorteil, aber was mir sofort durch den Kopf schoss, war: Wer sollte mir die restlichen Zähne ziehen, wenn die in ein paar Jahren den Geist aufgeben würden? Der zweite Gedanke war, was denn in meine übrigen Zahnruinen gefüllt werden sollte. Dr. T. hatte Gold-Inlays vorgeschlagen, die er mithilfe der Pulsdiagnostik austesten wollte. Mir war nicht wohl bei dem Gedanken, wieder mit so viel Metall versorgt zu werden. Ich erinnerte mich an die Warnung von Dr. R.: „Sie dürfen nie wieder Metalle im Mund verwenden, da ihr Körper das nicht mehr verträgt." Andererseits hatte ich mir doch vorgenommen, ganz bei einer Sache zu bleiben und diese konsequent zu verfolgen. Ich musste Dr. T. vertrauen, ansonsten hätte ich diese Torturen nicht über mich ergehen lassen können.

Ich überschlug in Gedanken meine zu erwartende Rechnung. Alles in allem näherte ich mich bedrohlich der 20.000-DM-Marke. Das Geld für einen schmucken Jahreswagen. Für die Behandlung gingen meine kompletten Ersparnisse drauf. Zusätzlich hatte ich einen Kredit aufgenommen. Aber wie kann man sein Geld besser anlegen, als es in die eigene Gesundheit zu investieren?

Nach der OP hatte ich ungeahnt starke Schmerzen. Die Spritze mit dem Schmerzmittel bewirkte kaum eine

Linderung, weshalb mir Schwester Uschi noch eine weitere Dröhnung verabreichte. Alle vier Stunden nahm ich ein Schmerzzäpfchen. Ich sah halbstündlich auf die Uhr, als sei diese durch meine ungeduldigen Blicke, zu bestechen. Ich konnte die Zeit kaum abwarten, bis ich wieder etwas einnehmen durfte. Ab und an verfiel ich in einen unruhigen Halbschlaf, aber den Rhythmus der Medikamentengabe unterbrach ich nie. Was für ein erbärmlicher Zustand: Ich drehte meinen Kopf vorsichtig in Richtung Uhr, denn ich musste aufpassen, dass mir der Quark nicht von der Wange rutschte und ich nicht so viel Blut auf das Kopfkissen sabberte.

Am Sonntag, zwei Tage nach dem Eingriff, besuchte mich S. Ich nahm noch eine extra Dosis Schmerzmittel, um von dem Besuch wenigstens ein bisschen etwas zu haben und nicht die ganze Zeit mit meiner gesamten Aufmerksamkeit in meinem Kiefer zu sein. Ich hielt mich tapfer und wagte sogar ein paar Schritte vor die Tür. Um meinen Kopf hatte ich ein Tuch gewickelt, um keinen Zug zu kriegen und niemanden mit meinem Aussehen zu erschrecken. Eine ältere Frau schüttelte missmutig den Kopf, vielleicht dachte sie, dass ich zum Islam konvertiert sei und mein Ehemann mich verprügelt habe. So viel zum Thema Vorurteile!

Nach diesem Wochenende war ich überzeugt davon, dass das Schlimmste nun überstanden sei. Doch weit gefehlt, der Wundschmerz blieb hartnäckig bestehen.

Dienstagnachmittag hatte ich einen Termin bei Dr. T. für die Narbenbehandlung meines Kiefers und meiner Blinddarmnarbe. Mir war klar, dass das nicht angenehm sein würde, aber meine Befürchtungen wurden um ein Vielfaches übertroffen. Das Schlimmste waren nicht die einzelnen Stiche, sondern die Länge der Behandlung und das unerwartet mangelnde Einfühlungsvermögen des Arztes. Ich bekam zwischen 10 und 15 kleine Einstiche in die Narben des Oberkiefers und ca. 40 Stiche in den Unterbauch. Ich kannte die Anwendung von Nadeln durch die Neuraltherapie, die Akupunktur und die Anästhesie, aber das, was ich bei dieser Behandlung erlebte, war nicht damit zu vergleichen. Ich war physisch und psychisch noch viel zu geschwächt, um diese Behandlung klaglos zu überstehen. Die ersten Stiche hatte ich mit leisen Seufzern hingenommen, dann entwickelte sich daraus ein Wimmern, das immer lauter wurde und schließlich ertrug ich es nicht länger und ließ meinen Tränen freien Lauf. Ich weinte fast mehr aus Hilflosigkeit als wegen der eigentlichen Schmerzen. Der Arzt sprach während der Behandlung kein Wort. Mein Wimmern ignorierte er, bis zu dem Punkt, als ein lautes Schluchzen daraus wurde. „Was ist denn los?", fragte er. „Sie sind im Moment wohl etwas empfindlich." Diese Bemerkung klang nicht vorwurfsvoll, aber so unerwartet teilnahmslos. Ich sah ihn mir genauer an. Er wirkte abgespannt und müde. Zum ersten Mal nahm ich sein Alter wirklich wahr. Er pikste mich noch einige Male, dann beendete er die Behandlung und verließ kommentarlos das Zimmer. Die Sprechstundenhilfe strich mir über den Arm und sagte: „Ich weiß, wie unangenehm das ist, ich habe das auch schon hinter mir, und ich habe auch geweint." Als sie das sagte, weinte ich noch mehr, aber ich fand es sehr lieb von ihr, mir das mitzuteilen, um mich zu trösten.

Mittwochmorgen wurden die Fäden gezogen und der Arzt sagte: „Es besteht die Gefahr einer Entzün-

dung. Soll ich Sie noch zur Beobachtung dabehalten?"
Da meine Eltern bereits auf dem Weg nach Pyrmont
waren und ich nicht noch länger bleiben wollte, winkte
ich ab. Es hätte mich zu sehr deprimiert, meinen Aufenthalt zu verlängern, von den weiter anfallenden Kosten will ich gar nicht erst reden. Den Mittwochabend
verbrachte ich heulend in meinem früheren Kinderzim-
mer im Haus meiner Eltern. Die Schmerzen nahmen
deutlich an Intensität zu. Die Prognose des Arztes hatte
sich bestätigt, die Wunde hatte sich entzündet und ei-
terte. Ich versorgte mich oral und rektal mit Schmerzmitteln. Nach der Einnahme der zweiten Paracetamol
innerhalb weniger Stunden begann ich allmählich Dop-
pelbilder zu sehen und sah ein, dass es vielleicht doch
besser sei, die Schmerzen zu ertragen, als mich so mit
Schmerzmitteln vollzupumpen. Donnerstag schleppte
ich mich durch den Tag und tat in der Nacht kein Auge
zu. Freitagmorgen fuhr ich schließlich zu einem Zahnarzt. Mir war klar, dass die Entzündung nicht von selbst
zurückgehen würde, irgendetwas werde man unternehmen müssen. Der Arzt schlug ein Breitspektrum-
Antibiotikum vor. Widerwillig schüttelte ich den Kopf
und lehnte dankend ab. Ich sei auf homöopathische
Mittel eingestellt und wolle keine Chemiekeule nehmen, erklärte ich. Der Arzt zuckte mit den Schultern
und meinte ganz gelassen: „Sie sollten aber unbedingt
den zahnärztlichen Notdienst aufsuchen, falls in den
nächsten zwei, drei Tagen Fieber auftreten sollte." Ich
nickte stumm, verließ die Praxis, dachte einen Augenblick nach und kehrte um. Kleinlaut erklärte ich dem
Arzt, dass ich es mir anders überlegt habe. Die Stich-
wörter Fieber und Notdienst hatten mich wachgerüt-
telt. Ich wollte nicht noch einmal solch eine entsetzliche

Nacht erleben wie die vergangene. Dies war kein guter Moment, um gegen die Pharmaindustrie zu wettern oder einen Schwur auf homöopathische Mittel abzuleisten, zumal sie mir noch kein einziges Mal geholfen hatten. Davon abgesehen, was stopfte ich denn seit einer Woche von allen Seiten in mich hinein? Biologisch gewonnene Schmerzdrops von Demeter oder Bioland? Mein Immunsystem war bereits stark angegriffen, mein Magen empfindlich, meine Darmflora nicht in Ordnung, in meinen Eierstöcken wucherten Zysten, weshalb sollte ich auf Antibiotika verzichten, in einer Situation, in der ich diese offensichtlich benötigte?

Es ging mir trotz des Mittels noch einige Tage grottenschlecht. Ich verkroch mich wie ein angeschossenes Tier in irgendwelchen Winkeln meines Elternhauses, um unbemerkt heulen zu können. Meine Oma ertappte mich trotzdem fast jedes Mal. Meine Familie war sehr fürsorglich, nur helfen konnte sie mir leider nicht. Vierzehn Tage nach der Operation hatte ich wieder meinen gewöhnlichen Schmerzpegel erreicht und atmete auf. Mit der normalen Schmerzstufe (3–5) konnte ich mich abfinden, an die war ich ja gewöhnt.

25. Veränderungen

Das Kurzzeitprovisorium ermöglichte mir kein besseres Kauen als meine bisherige Brücke. Dr. T. hatte gesagt, ich müsse mit der endgültigen Versorgung noch einige Monate warten. Der Kiefer würde sich zurückbilden und ich solle ihm etwas Zeit geben. Es war nicht leicht, sich mit der Tatsache abzufinden, sich in bestimmten Situationen nicht mehr so frei und zwanglos verhalten zu können. Es passierte gelegentlich, dass sich ein Speiserest unter das Provisorium setzte, was dann unangenehm drückte. Also musste ich einen Ort aufsuchen, an dem ich unbemerkt die Zähne säubern konnte. Einige Obst- und Gemüsesorten konnte ich zunächst gar nicht mehr essen, weil es zu schwierig war, sie zu zerkleinern. Ich konnte nach wie vor nicht abbeißen. Äpfel, Birnen, frische Pfirsiche und Pflaumen waren tabu, sofern nicht die Möglichkeit bestand, sie zu zerkleinern. Ich erinnere mich an Besuche auf dem Wochenmarkt, bei denen mir Obst zum Probieren in die Hand gedrückt wurde und ich mich nicht in der Lage sah, es zu essen. Ich lehnte höflich ab oder steckte mir das Obst in die Tasche, für zu Hause. Schwieriger war es, wenn die Händler mir nur ein kleines Stück Obst, Brot oder eine Olive anboten, in der Erwartung, dass ich sie gleich in den Mund steckte und ihnen ein Urteil dazu abgab. Es waren immer wieder solche Momente, in denen deutlich wurde, dass der Eingriff mein Leben verändert hatte und das war zum Teil sehr bedrückend. Als ich dann später die endgültige prothetische Versorgung bekam, veränderte sich alles, aber das konnte ich zu dem Zeitpunkt noch nicht einschätzen. Doch es gab auch im späteren Verlauf immer mal Situationen, die schwierig zu händeln waren.

Als ich Zelten fuhr, bestand meine erste Frage darin, zu klären, ob es auf dem Zeltplatz abschließbare Waschkabinen gäbe. Nicht abschließbare Badezimmer oder Gästetoiletten mied ich wenn möglich. Manchmal wackelte das Provisorium und ich war in Sorge, ob es jemand bemerkt haben könnte. Besonders wenn ich Eis aß, lockerten sich die Zähne, also musste ich mir gut überlegen, ob ich es wagen konnte, in der Öffentlichkeit ein Eis zu essen. Ich besorgte mir Haftcreme, um peinliche Situationen zu vermeiden. Ich dachte mit Unbehagen daran, wie es sein würde, wenn ich wieder ins Krankenhaus müsse. Vor der Operation würde ich mein Gebiss herausnehmen müssen, das bedeutete, meine Bettnachbarinnen, eventuell auch deren Angehörige, würden mich ohne Zähne sehen. Dieser Gedanke deprimierte mich. Es war mir auch sehr unangenehm, auf die Entfernung meiner Zähne angesprochen zu werden. Auch wenn ich zu meiner Entscheidung stand und den Eingriff nach wie vor für notwendig und richtig hielt, genierte ich mich dennoch, darüber zu sprechen. Mir wurde schmerzlich bewusst, dass ich nun körperlich nicht mehr vollständig war, ein Teil von mir war einfach weg, für immer verloren. Eine Tatsache, die in der ersten Phase nach den Operationen schwer zu ertragen war.

Besonders die eingeweihten Leute mit einem gesunden und vollständigen Gebiss versuchten mich zu trösten und sagten mir, es falle überhaupt nicht auf und sei daher nicht weiter tragisch. Das sah ich anders. Ich konnte damit zurechtkommen und mich daran gewöhnen, es war nun mal nicht zu ändern – aber tragisch fand ich es trotzdem. Nicht mein Aussehen mit dem Zahnersatz fand ich problematisch, das stellt unter Umständen sogar eine Verbesserung dar, sondern all die Unannehmlichkeiten, die damit verbunden waren und den Blick in den Spiegel ertragen zu müssen, wenn ich die Prothese herausnahm. Durch die Notwendigkeit der intensiven Pflege und durch die anhaltenden Schmerzen wurde ich ständig daran erinnert, dass die Zähne fehlten. Ich konnte deutlich schlechter kauen und fühlte mich weniger attraktiv und mehr oder weniger unvollständig.

Irgendwie ist der Gedanke doch auch merkwürdig, komisch, lächerlich! Eine junge Frau ohne Zähne – unmöglich. Damit rechnet niemand. Dennoch war ich ständig in Sorge, dass der Schwindel auffliegt. Es ist mir auch heute noch jedes Mal unangenehm, wenn Ärzte, Arzthelferinnen und Zahntechniker um mich herumstehen und meinen Zahnersatz in der Hand halten und sich ganz selbstverständlich darüber unterhalten. Es entblößt mich. Es ist demütigend, da können wir noch so selbstverständlich tun. Schöne Zähne gehören zu einer gepflegten Erscheinung, sind ein Zeichen von Attraktivität, Jugend und Vitalität. Wer gibt gern freiwillig zu, mit diesen Attributen nicht mehr ausgestattet zu sein, schlimmer noch, nicht nur keine schönen, sondern fast keine eigenen Zähne mehr im Mund zu haben? Für Frauen ist dieser Umstand glaube ich, noch schwerer zu akzeptieren, weil der gesellschaftliche Druck noch stärker auf ihnen lastet, einem bestimmten Schönheitsideal entsprechen zu müssen. Also hält man doch besser den Mund und hofft, dass niemand etwas merkt. Frauen gehen nicht auf Partys und erzählen: „Ach, übrigens, meine Lieben, wisst ihr schon das Neuste? Ich habe mir letzte Woche ein Gebiss zugelegt." Kaum jemand spricht darüber. Diese Tatsache ist den meisten Betroffenen unangenehm und wird peinlich verschwiegen. Es macht nichts, wenn Frauen Kronen haben und tote Zähne darunter verstecken, auch Brücken und Implantate sind gesellschaftlich akzeptiert. Alles was fest installiert ist, geht in Ordnung. Aber wehe, der Zahnersatz ist beweglich und kann herausgenommen werden. (Was übrigens für die Pflege der Zähne weitaus praktischer und auf jeden Fall hygienischer ist.)

Für junge Frauen ist der Verlust ihrer Brüste, ihrer Zähne und ihrer Haare vermutlich am schwierigsten. Aber es gibt Frauen, die auch mit Glatze sehr attraktiv sind. Es werden Kampagnen gestartet, bei denen Frauen mit amputierten Brüsten so mutig sind, sich vor die Kamera zu stellen. Sie zeigen damit, dass sie zu ihrem veränderten Aussehen stehen und trotzdem Stärke und Selbstbewusstsein ausstrahlen. Das macht sicher vielen Krebspatientinnen ganz viel Mut. Aber welche Frau möchte sich öffentlich ohne Zähne zeigen und eine Fotosession machen? Und wer sollte sich so etwas ansehen wollen, außer sich darüber kaputtzulachen?

Wenn jüngere Menschen keine Zähne haben, wirkt das auf viele Leute irritierend bis abstoßend, da mache ich mir keine falschen Illusionen. Das erwartet man von sehr alten Menschen oder vielleicht von Obdachlosen, die durch ihren mehrjährigen Drogenkonsum geschädigt wurden. Es gibt kaum ein anderes Gesundheitsthema, über das sich so gerne lustig gemacht wird wie über den Verlust von Zähnen. Ich versuche darüber zu stehen. Allerdings glaube ich nicht, dass eine Zeit kommen wird, in der ich sagen werde, dass es mir überhaupt nichts ausmacht, nur drei Zähne im Oberkiefer zu haben. Der Vorteil des Älterwerdens ist jedoch, dass man mit den Jahren mehr Gelassenheit entwickelt. Es ist einem vieles deutlich weniger peinlich als in der Jugend. Ich kann froh sein, dass es die Möglichkeit der prothetischen Versorgung gibt und ich nicht ohne Zähne herumlaufen muss. Ich hatte viel Zeit, mich daran zu gewöhnen und man hört irgendwann auf, darüber nachzudenken. Meine Prothese gehört einfach zu mir wie meine Brille oder meine Kleidung. Sie fühlt sich nicht mehr wie ein Fremdkörper an, sondern ist zu einem Teil von mir geworden.

Anfang September 1999 starb Onkel Otto, was mich sehr erschütterte. Sein Tod traf mich nicht unvorbereitet, dennoch konnte ich es nicht fassen, ihn nie wiederzusehen. Mir war nicht klar, dass es so schnell gehen würde. Ich hatte ihn nicht einmal besucht! S. tröstete mich und sagte: „Dein Onkel hat ganz sicher gewusst, wie gern du ihn hattest, und er hat dich auch sehr gemocht, das habe ich gespürt." Es würde nichts bringen, ein schlechtes Gewissen zu haben. Man habe immer das Gefühl, Chancen verpasst und nicht genug Anteil genommen zu haben, aber das führe zu nichts und ändere nichts an den Tatsachen. „Für ihn kannst du nichts mehr tun, aber für deine Tante kannst du da sein, wenn ihr beide das wollt." S. hatte recht und ich spürte, dass er ein viel natürlicheres Verhältnis zum Tod hatte als ich. Für mich war der Tod immer noch ein angsteinflößendes Monster. Für S. gehörte er viel selbstverständlicher zum Leben dazu. Das Gespräch mit meinem Freund tröstete mich. Ich hatte meinen Onkel auf dem Geburtstag meiner Mutter, vierzehn Tage vor seinem

Tod, das letzte Mal gesehen. Er hatte mich so herzlich wie immer begrüßt und gesagt: „Ach, mein armes Mädchen, du tust mir ja so leid." Er hatte die Operationen in Pyrmont gemeint, und ich fühlte mich beschämt, in Anbetracht seiner gesundheitlichen Lage. Es war typisch für ihn, dass er selbst zu einem Zeitpunkt, an dem er selbst so schlecht dran war, noch mitfühlende Worte für andere fand. Es wurde mir durch dieses traurige Ereignis wieder einmal deutlich bewusst, dass es falsch ist, Besuchsabsichten aufzuschieben. Ich wollte meinen Onkel nach Abschluss meiner Zahnbehandlungen besuchen und hatte Anfang Oktober ins Auge gefasst. Aber wenn man etwas tun möchte, sollte man es gleich tun, denn der Tod fragt nicht danach, ob es uns gerade in den Zeitplan passt. Ich wusste, dass mein Onkel ein sehr feiner Mensch war und was wir an ihm hatten. Aber ich ahnte nicht, dass mich sein Tod so tief erschüttern würde.

Im August war ich Dr. T. zum letzten Mal begegnet. Ich ließ mir von ihm noch eine Narbenbehandlung im Kiefer machen, die ich ganz gut überstand. Der Arzt sah deutlich entspannter aus als im Monat zuvor – ich mit Sicherheit auch.

Im Herbst 1999 ließ ich mein Provisorium unterfüttern und an meinen zurückgebildeten Kiefer anpassen. Zu diesem Zweck suchte ich einen Zahnarzt in meiner Nachbarschaft auf. Ich sah nicht ein, wegen so einer Kleinigkeit extra nach Pyrmont zu fahren. Als mir das Provisorium wieder eingesetzt wurde, traute ich meinen Augen nicht: Es saß völlig schief. Die oberen und die unteren Zähne berührten sich an vielen Stellen überhaupt nicht mehr richtig. Ich war entsetzt und beschwerte mich bei dem Arzt. Er musste zugeben, dass entweder in seiner Praxis beim Abdrucknehmen oder anschließend im Labor ein Fehler passiert war. Ich war nur noch genervt. Es bedeutete, dass ich ein Vierteljahr mit diesem schiefen Gebiss herumlaufen musste, weil der Arzt behauptete, dass dieser Fehler bei einem Provisorium nicht mehr zu korrigieren sei. Ich war entsetzt, aber zu erschöpft, um mit ihm zu streiten. Konnte nicht einmal etwas ganz unproblematisch verlaufen? Musste es immer wieder Komplikationen geben?

Kurz vor Weihnachten fuhr ich erneut nach Pyrmont. Dr. K., der die Praxis von Dr. T. übernommen hatte, kümmerte sich um meine weitere Behandlung. Mir wurden die Zähne abgeschliffen, die überkront werden mussten. Im Januar erhielt ich dann die endgültige prothetische Versorgung im Oberkiefer sowie auch die neuen Kronen.

Das Einsetzen des künstlichen Ersatzes wurde zum Albtraum. Dr. K. hatte mir zuerst die Kronen einzeln eingesetzt. Dann stellte er fest, dass es vermutlich besser gewesen wäre, die Prothese mit den Kronen direkt zu verbinden und zusammen einzusetzen. Er entschied, dass die Kronen, die bereits fest und schmerzhaft einzementiert worden waren, wieder entfernt werden. Der Arzt hämmerte mit aller Entschlossenheit auf den Kronen herum, was entsetzlich wehtat. Dr. K. zerrte an mir herum und brach dabei eines seiner Instrumente entzwei. Er war darüber sehr verärgert und machte keinen Hehl daraus, dieses auch in aller Deutlichkeit kundzutun. Ich musste mich wegen seiner Fehlentscheidung dieser schmerzhaften Behandlung unterziehen, und er regte sich über den Verlust eines kleinen

Werkzeugs auf, was doch wohl in keinem Verhältnis stand. Ich war bedient! Es dauerte endlose Minuten, bis er den Kampf mit den Kronen gewann und sie sich endlich lösten. Ich dachte, so musste es früher gewesen sein, als eine Zahnentfernung beim Schmied an einen Ringkampf erinnerte. Meine Zähne taten nachhaltig weh. Ich wurde aschfahl im Gesicht bei dem Gedanken, dass der alte Zement noch von den Zähnen gekratzt und das schmerzhafte Einsetzen wiederholt werden musste. Dr. K. hat sich nicht einmal dafür entschuldigt.

Auf der Heimreise hatte ich das Gefühl, dass die Prothese wieder nicht richtig saß. Oh nein, nicht schon wieder, dachte ich voller Entsetzen. Der Arzt hatte mir bereits einzureden versucht, dass mein Kiefer vielleicht nicht die besten Voraussetzungen für einen optimalen Halt bieten würde und ich hatte diese Bemerkung misstrauisch zur Kenntnis genommen. Es ist doch kein Zufall, dass meinen Ärzten immer erst dann aufgefallen ist, dass ich schlechte Voraussetzungen mitbringe, nachdem etwas schief gelaufen ist ...

In den Wochen darauf zeigte sich, dass ich ganz sicher nicht optimal versorgt worden war, denn das Provisorium saß eindeutig nicht fest genug, und ich war mir sicher, dass das bestimmt nicht an meinen Kieferverhältnissen lag. Ich verstand die Welt nicht mehr. Meine Haftcreme konnte da auch nicht viel ausrichten, also probierte ich mehrere Mittel aus, bis ich eines fand, mit dem ich mich einigermaßen sicher fühlte. Etwas hatte sich verbessert, ich konnte wieder richtig abbeißen und musste auf kein Nahrungsmittel mehr verzichten. Ich genoss es, endlich wieder „kraftvoll zubeißen" zu können.

Die Operationsberichte, die ich inzwischen erhalten hatte, schienen zu beweisen, dass die Prognose von Dr. T. richtig gewesen war. Die Ergebnisse bestätigten die mündlichen Aussagen des Arztes. Mein Kiefer war nachweislich total entzündet gewesen, der Kieferknochen war dabei gewesen sich aufzulösen – die Totalsanierung war somit offenbar längst überfällig gewesen.

Wegen des schlechtsitzenden Zahnersatzes fuhr ich einige Monate später noch einmal zu Dr. K. und bat ihn, das Provisorium überarbeiten zu lassen. Das Geschiebe der Prothese wurde im Labor fester gezogen. Im ersten Moment war ich mit dem Resultat zufrieden, aber einige Tage später stellte ich fest, dass dies nur eine sehr kurzfristige Verbesserung brachte. Ich fühlte mich von dem Arzt verschaukelt. Mir war klar, dass er nicht zugeben wollte, dass die Prothese in der bisherigen Konstruktion nicht den notwendigen Halt bieten konnte. Ich fragte mich, weshalb man sie nicht mit den hinteren Zähnen verankert hatte, so wie das im Unterkiefer gemacht worden war. Stattdessen hatte der Arzt mich mit einer Konstruktion versorgt, bei der mir nicht einleuchtete, wie er auf die Idee gekommen war, dass das funktionieren würde. Ich hatte zwei kleine Metallstifte im Oberkiefer, die an den hinteren Kronen befestigt worden waren. Die Prothese wurde einfach darüber geschoben. Keine Klammer zur Verankerung, nichts.

Ich machte einen Termin bei Dr. M., dem Kieferchirurgen in Bremen, der damals die operativen Eingriffe vorgenommen hatte. Es war eigenartig, dass ich ausgerechnet zu ihm ging, denn vielleicht hatte er, ohne es zu ahnen, an dem Verlauf meiner Erkrankung mitgewirkt. Nicht unbedingt wegen technischer Fehler, sondern weil er nicht wissen konnte, welche Auswirkungen die operativen Eingriffe auf meinen gesamten Organismus haben würden. Vielleicht wollte ich mich ihm gewissermaßen ins Gedächtnis rufen. Ich hatte immer noch ein kleines Fünkchen Hoffnung, dass zumindest ein Teil der Ärzte bereit wäre, ihr eigenes Handeln kritisch zu hinterfragen, wenn man ihnen die Folgen ihrer Behandlung vor Augen führte. In meinem Fall war es zu spät, aber ich dachte an all diejenigen, denen ein solcher Verlauf einer Zahnbehandlung noch bevorstand. Hände weg von der Wurzelresektion! Ich kann nur immer wieder davor warnen, denn zumindest bei einer nicht unerheblichen Anzahl von Patienten kann dies verheerende Folgen haben.

Dr. M. erklärte, dass eine Prothese im Oberkiefer mit Geschiebeankern, wie ich sie hatte, seiner Einschätzung nach keinen ausreichenden Halt bieten könne. „Mit der Zeit ist mit einer Aushebelung Ihrer Zähne zu rechnen. Außerdem ist der Sitz der Prothese so schlecht, dass Ihr Kiefer einer besonderen Kaubelastung ausgesetzt ist. Das kann zu einer craniomandibulären Dysfunktion führen."

Aufgrund dieser Aussage entschied ich mich, einen kassenärztlichen Gutachter einzuschalten. Dieser kam zu einem ähnlichen Ergebnis. Er drückte sich nur etwas vorsichtiger aus. Immerhin war er nicht mein persönlicher Berater, sondern Berater der Krankenkasse. Sein Auftrag besteht darin, Streit zu schlichten und Kosten einzusparen. Man müsse versuchen, eine Verbesserung über eine Unterfütterung zu erreichen, falls das nichts bringen würde, müsse man weitersehen. Es könne sein, dass eine ausführliche Überarbeitung nötig sei, erklärte mir Dr. M. Die Krankenkasse schrieb mir eine kurze Mitteilung, in der stand, dass festgestellt worden sei, dass der Zahnersatz Mängel aufweise, die jedoch zu beheben seien. Ich solle mich doch bitte mit Dr. K. in Verbindung setzen. Der Gedanke widerstrebte mir. Ein Aufenthalt in Bad Pyrmont kostete mich jedes Mal einen Urlaubstag und zusätzlich ca. 150 DM für Verpflegung und Unterbringung. Außerdem war ich nicht darauf erpicht, Dr. K. noch einmal zu begegnen. Stattdessen ließ ich die Unterfütterung bei Herrn K., dem Sohn meines Zahnarztes aus meiner Kindheit machen. Meine Eltern hatten ihn mir empfohlen und ich dachte, es könne nicht schaden, ihn mir wenigstens einmal anzusehen. Auch Herr K. stellte „schwierige Kieferverhältnisse" fest, jedoch erst, nachdem sich das Einsetzen der Prothese als problematisch herausgestellt hatte. Die Unterfütterung brachte leider keine Verbesserung.

Bei akuten Beschwerden wusste ich immer noch nicht, an wen ich mich wenden sollte. Mein alter Kieferchirurg Dr. M. wusste gut über Myoarthropathie Bescheid, aber äußerte sich nicht zu der toxischen Polyneuropathie, und Dr. R aus Bremen hatte Erfahrung mit Amalgamvergiftungen, wusste aber meiner Ansicht nach wenig über Kiefergelenksbeschwerden und Muskelerkrankungen.

Wenigstens hatte ich einen wirklich guten Gynäkologen – Herrn von R. Ich musste vierteljährlich zur Kontrolluntersuchung, da ich bereits wieder eine Zyste im Eierstock hatte, die bei der letzten Untersuchung einen Durchmesser von über vier Zentimetern erreicht hatte. Andere Frauen sahen sich auf ihren Ultraschallbildern ihren Nachwuchs an, ich sah dem Wachstum meiner

Zysten zu. Mein Lebensentwurf hatte ursprünglich anders ausgesehen, aber ich musste mich mit dem Gegebenheiten abfinden.

Ich las im Herbst 1999 viel über chronische Schmerzen. Die Fachliteratur unterstützte mich darin, besser nachvollziehen zu können, was in den letzten Jahren mit mir passiert war und half mir dabei, meine eigene Gefühlswelt besser zu begreifen.

Im November 1999 zogen S. und ich in eine hübsche Zweizimmerwohnung in einem Altbremer Haus, in dem ich heute immer noch wohne und das mir ein Heim bietet, wie ich es mir schöner kaum wünschen kann. Ich bin so dankbar dafür. Die räumliche Veränderung tat S. und mir gut. Der Umzug symbolisierte einen Neubeginn, den ich gern etwas weiter fassen wollte. Vielleicht war es der langersehnte Start in ein besseres Leben ... Wir fühlten uns in dem Haus, in dem zuvor meine Freundin Karin gewohnt hatte, von Anfang an sehr wohl. Ich hatte mir seit Jahren gewünscht, dort einmal einzuziehen, und nun war dieser Wunsch wahrgeworden. Ich wertete das als gutes Omen.

Mein Zahnarzt Dr. M. überzeugte mich davon, dass eine Prothese mit Gaumenplatte ratsam sei, um einen besseren Halt zu gewährleisten. Das bedeutete, dass ich meine alte Versorgung in den Müll werfen konnte. All die Voruntersuchungen, die ich in Pyrmont über mich ergehen lassen musste, das viele Geld, das ich ausgegeben hatte für das Austesten der Materialien ... Ich durfte nicht darüber nachdenken. Der Tag, an dem mir die neue Prothese eingesetzt wurde, war grauenvoll. Der Zahnersatz fühlte sich so fremd und scheußlich an und ich hatte die Befürchtung, dass das nun für immer so blieb. Zum Glück war diese Sorge unbegründet, denn obwohl mich die Gaumenplatte anfangs sehr störte, gewöhnte ich mich nach wenigen Tagen an das neue Beißwerkzeug.

Oma Nittel hatte mit dem Tragen ihrer Prothese überhaupt kein Problem und ihre Lockerheit färbte ein wenig auf mich ab – zumindest in ihrer Gegenwart! Oma war die einzige, bei der ich im Hinblick auf die Zähne jedes Schamgefühl verlor. Eines Tages saßen wir bei ihr in der Küche, nahmen unseren Zahnersatz heraus und alberten herum. „Na, altes Weib!", kicherte sie. „Na, altes Weib!", gab ich glucksend zurück. Wir bekamen beide einen Lachanfall. Ich habe mich meiner Oma in dieser Situation sehr nah gefühlt und war ihr so dankbar. Es ist wunderbar, wenn man Menschen kennt, vor denen einem nichts peinlich sein muss und die die Dinge so hinnehmen können wie sie sind.

Das Jahr 2000 markierte für mich wichtige Veränderungen. Mein Gesamtbefinden wurde deutlich besser. Alles schien in Bewegung zu geraten. Ich fühlte mich leichter. Ich konnte wieder klarere Gedanken fassen, meine Konzentrationsfähigkeit hatte sich deutlich gebessert. Die Kieferschmerzen traten in den Hintergrund, außer wenn ich erkältet war. Bei einer Erkältung schmerzte mein Kiefer noch bis zu einer Stärke von 6–8. Gewöhnlich hatte ich überwiegend nur noch Zahn- bzw. Gesichtsschmerzen im Bereich der Stärke 3. Neu war auch, dass ich Phasen hatte, in denen mehrere Stunden eine ganze Zahnreihe überhaupt nicht mehr schmerzte. Vor der Sanierung in Pyrmont hatte ich bis auf wenige Ausnahmen immer in allen Zähnen

Schmerzen verspürt. Nur meine morgendliche Übelkeit blieb weiter bestehen.

Die scheinbare Glocke, von der ich geglaubt hatte, dass sie mich von der Außenwelt abschirmte, spürte ich nicht mehr. Die Niedergeschlagenheit, die ich seit Ausbruch der Schmerzen empfunden hatte, war wie weggefegt. Ein Teil meiner „Raupenkolonie" rückte ab. Ich war längst nicht mehr so verzweifelt und zornig.

Mit der Zeit lernte ich mich auch mit den Schmerzen, die geblieben waren, zu entspannen und hatte wieder deutlich mehr Lebensenergie. Noch ein Jahr zuvor schien mir der Schmerz übermächtig, geradezu überwältigend. Dieses Gefühl hatte ich nun überwunden. Die Lebensqualität ist abhängig von der inneren Einstellung. Das war kein neuer Gedanke, aber ich begriff endlich, dass ich ganz viel dazu beitragen konnte, dass es mir besser ging. Solange ich den Schmerz wie eine äußere Bedrohung wahrgenommen hatte, fühlte ich mich auch wie ein eine gejagte Beute. Solange man sich verhält wie ein Beutetier, wird man gejagt. Manchmal sucht man sein ganzes Leben lang nach Antworten, die so einfach sind, dass man beinahe enttäuscht ist, wenn sie sich offenbaren. Man sucht nach einer anderen, einer scheinbar besseren Wahrheit. Aber manchmal ist die Lösung ganz simpel.

Meine Schmerzerkrankung hat viele Fragen aufgeworfen, mein Weltbild infrage gestellt, an meinen Prinzipien und Wertvorstellungen gerüttelt, meine Persönlichkeit ins Wanken gebracht, Freundschaften auf die Probe gestellt, mein Vertrauen in die Medizin erschüttert und mich in eine innere Isolation getrieben. Aber sie hat mich auch erkennen lassen, was im Leben von wirklicher Bedeutung ist, für was es sich zu kämpfen lohnt und wem ich wirklich vertrauen kann. Die Krankheit hat mich gefordert und mich wissen lassen, was ich zu leisten imstande bin, wenn es nötig ist. Ich habe durch diese Erfahrung viel gelernt. Doch der Schmerz hat mir hauptsächlich geholfen, Lösungen für Probleme zu finden, die ich ohne ihn gar nicht gehabt hätte. Auch wenn ich mir durch diese Sinnkrise zweifellos selbst sehr viel näher gekommen bin, hat der Schmerz ebenfalls Energien gebunden, die ich gern für andere Dinge eingesetzt hätte. So interessant und hilfreich es auch sein mag, etwas über sich zu lernen; ich hätte eine Menge dafür gegeben, nicht durch die harte Schule der Schmerzen gehen zu müssen. Diese Erfahrung hätte ich mir gern erspart.

Die Entwicklung von chronischen Schmerzen ist so wahrscheinlich oder unwahrscheinlich wie der plötzliche Tod eines nahestehenden Menschen und hat genau so viel Sinn bzw. ist ebenso sinnlos. Morris fasst in seinem Buch *Geschichte des Schmerzes* zusammen, dass „sich der Schmerz zwischen den Extremen der völligen Sinnlosigkeit und der absoluten Sinnhaftigkeit hin- und herbewegt". Mal überwiegt das eine Gefühl, mal das andere. Wenn man das verstanden hat, kann man schauen, ob man den Schmerz zu irgendetwas nutzen kann.

Durch die Entscheidung, ein Buch über meine Erfahrungen zu schreiben, sah ich plötzlich einen Sinn und eine Aufgabe, an der ich wachsen konnte. Ich sah darin auch die Möglichkeit, einen kleinen öffentlichen Beitrag zur Schmerzerkrankung zu leisten. Ich schlug eine neue Marschrichtung ein. Es war, als sei ich endlich ins aktive Leben zurückgekehrt. Es gab kein Vorher-nachher-Denken mehr, es gab keine Mari vor und seit dem Schmerz. Es gelang mir, den Schmerz meinen Bedürfnissen unterzuordnen, und darauf war ich stolz. Solange ich mich im Schmerz gefangen fühlte, konnte ich nicht erkennen, welche Möglichkeiten ich hatte, mich aus dieser Gefangenschaft zu befreien. Ich war zu sehr damit beschäftigt, einen Tag nach dem anderen zu überstehen. Das Schreiben hat mir dabei geholfen, mich der Schmerzproblematik auf ganz verschiedenen Ebenen zu nähern und sie zu dokumentieren. In dem Bemühen, anderen möglichst eindringlich und authentisch meine Erfahrungen und Gefühle nahezubringen, bin ich selbst ein großes Stück vorangekommen und konnte vieles klarer sehen. Es sind manchmal wirklich die einfachen Dinge, die einen entlasten und weiterbringen. Die eigenen Erfahrungen und Gefühle schriftlich auszudrücken kann ein Weg sein, für mich war es der richtige.

Die ersten drei Jahre meiner Erkrankung habe ich gegen „die böse Krankheit" und gegen mich selbst gekämpft, dann habe ich erkannt, dass es hilfreicher ist, sich *für* etwas einzusetzen. Ich habe gekämpft für das Recht auf Lebensqualität, Würde und Verständnis. Aber um das zu erreichen, musste ich es einfordern und selbstständig angehen. Wie sollen andere Menschen meinen Schmerz begreifen, wenn ich mich nicht deutlich genug mitteile? Diese Notwendigkeit ist mir inzwischen klar geworden. Einige Freundinnen waren erschüttert darüber, wie wenig sie über meine Innenwelt wussten. Ich hatte mich nie in dieser Deutlichkeit äußern können. Erst durch das Schreiben habe ich mir wieder einen Tunnel zu einer Verständigung mit meiner Außenwelt gegraben. Das war ein ganz schönes Stück Arbeit, aber es hat sich gelohnt. Ich habe meine Stimme und meine Sprache wiedergefunden.

In der Vergangenheit hat es immer wieder Momente gegeben, in denen ich das Gefühl hatte, dem Tod ganz nah zu sein. Vor dieser Erfahrung hatte ich mir den Tod immer wie eine äußere Bedrohung vorgestellt, die im Hinterhalt lauert und die womöglich zuschlägt, sobald man unachtsam wird. Doch der Tod offenbarte sich als ein Teil von mir. Er ist die unabänderliche Folge meines Lebens. Es schien sich aber auch um die Frage meiner inneren Bereitschaft zu handeln:

„Willst Du, dass ich Dich erlöse, oder hast Du noch die Kraft und den Selbsterhaltungstrieb, am Leben zu bleiben?"

schien er mich zu fragen. Ich hatte das Gefühl, wählen zu können. Nicht zwischen Krankheit und Gesundheit, aber zwischen Lebenswillen und Selbstaufgabe. Manchmal wirkte es auf mich verlockender aufzugeben. Manchmal verließ mich die Kraft, mein Schicksal anzunehmen. Es tat so weh! In diesen Momenten hätte ich mich dem Tod am liebsten ergeben. Bereitwillig und kampflos. Ein friedvolles Annehmen einer scheinbar ausweglosen Situation. Dem leisen Versprechen folgend, dass dadurch mit einem Schlag all meine Probleme gelöst wären. Ein beruhigendes Angebot aus der Tiefe dessen, was ich Seele oder tieferes Bewusstsein nenne. Schwer zu beschreiben. Die Stimme aus der Tiefe hat aufgehört, mich mit solch negativen Gedanken zu belasten. Mein eigener Tod ist kein zentrales Thema mehr. Aber die gedankliche Verbindung von Schmerz und Tod hat mich während meiner Reise durch den Schmerz ständig begleitet und erhielt deshalb so viel Raum.

In den Jahren meiner unablässigen Schmerzen hatte ich leider nicht die Möglichkeit, auf das Internet zuzugreifen, ich hatte anfänglich nicht einmal einen PC. Ich bezog mein Wissen ausschließlich aus Büchern, Gesprächen und Fernsehbeiträgen. Schließlich erhielten wir in dem Kulturzentrum, in dem ich tätig bin, einen Internetzugang. Das erleichterte uns die Arbeit enorm, und ich hatte auch mal die Möglichkeit, nach Stichworten zu googeln, die meine Schmerzerkrankung betrafen. Auf diese Weise hatte ich 2001 die Internetgruppe „Kopf- und Gesichtsschmerzen" ausgemacht, die heute allerdings nicht mehr existiert. Ich bin die erste Zeit meiner Mitgliedschaft mehrmals die Woche in ein Internetcafé in der Nähe des Bremer Hauptbahnhofs gefahren, um in der Gruppe mitschreiben zu können. Mir wurde das irgendwann zu umständlich, und deshalb kaufte ich mir schließlich einen Computer mit Modem, das heißt, dass ich mich jedes Mal, wenn ich ins Internet wollte, erst mal einwählen musste. Junge Menschen können darüber nur verständnislos den Kopf schütteln, aber damals war das nun einmal so.

Die Mitgliedschaft in dieser Internetgruppe war ein Segen für mich. Es war erstaunlich, wie sehr sich unsere Schmerzgeschichten ähnelten und wie vertraut wir miteinander wurden. Das gemeinsame Schicksal verbindet! Es gab mehr Parallelen zu dem Verlauf meiner eigenen Geschichte, als ich es mir jemals hätte vorstellen können. Auch andere in der Gruppe hatten viele aufwendige Zahn- und Kieferbehandlungen hinter sich, waren ständig auf der Suche nach neuen Behandlungsmethoden, wechselten häufig die Ärzte und hatten die unterschiedlichsten Diagnosen gestellt bekommen. Sie kannten so wie ich die Ängste und die Verzweiflung, die Enttäuschungen, die Hoffnungen sowie den Kampf um die Glaubwürdigkeit, den Stress im Alltag und den inneren Rückzug. Dieses tiefe Verständnis kann mir nicht einmal jemand aus meinem nahen Umfeld in gleicher Weise entgegenbringen, und das machte für mich unseren Austausch so besonders und wertvoll. Wir waren einander fremd, aber wir kannten unser Leiden, was eine Vertrautheit erzeugte, die mich verblüffte. Das Leben mit Schmerzen hatte uns ähnliche Erfahrungen und Empfindungen bereitet. Viele aus der Gruppe hatten die gleichen Fragen entwickelt wie ich, ihr Leben umstrukturieren, sich verändern und auf die Krankheit einstellen müssen.

Das, was ich in der Schmerzbehandlung immer so vermisst hatte, dieses echte, tiefe Verständnis für die Bedürfnisse, Nöte und Möglichkeiten der Betroffenen – hier fand ich es! Man darf den Schmerz nicht verdrängen oder ignorieren, sondern muss sich der Realität der Schmerzen stellen und sich mit allem, was dazu gehört, konfrontieren. Es gibt Fachleute, die glauben, dass man dabei Gefahr läuft, dass sich der Schmerz durch diese Beachtung im Sinne der Schmerzkonditionierung verstärkt. Ich bin der Ansicht, dass er sich eher dadurch verstärkt, wenn man ihn nicht beachtet. Beachten heißt auch nicht, ihm ein so großes Gewicht einzuräumen, dass man aus dem Gleichgewicht gerät und der Schmerz die Oberhand gewinnt, sondern beachten bedeutet: hinsehen, erkennen, mit sich und anderen Betroffenen in Kontakt gehen, Fragen stellen, ein umfassendes Verständnis für die Krankheit entwickeln und – wenn nötig – Veränderungen herbeiführen.

Ich war darauf angewiesen, mich zu informieren und fortzubilden, um mir selbst helfen zu können. Eigeninitiative ist unverzichtbar. Nur darauf zu warten, dass die Hilfe von außen kommt, führt zwangsläufig zu einer Enttäuschung. Es war ungeheuer spannend, etwas über mein Krankheitsbild zu lernen und mich mit anderen Schmerzkranken auszutauschen. Wenn wir uns nicht gegenseitig unterstützen, tritt irgendwann eine Stagnation ein. Je eher man das begreift, desto schneller kann man sich dort Hilfe suchen, wo es sich auch lohnt.

Einige Mitglieder der Internetgruppe „Kopf- und Gesichtsschmerzen" lernte ich persönlich kennen, unter anderem Sabina aus Österreich und Andreas aus der Schweiz. Ein Gruppentreffen fand in Stuttgart statt und ein zweites im Berner Oberland in der Schweiz. Ich habe an beiden Treffen teilgenommen und sehr davon profitiert. Was mich am meisten beeindruckt hat, war, von welcher Lebensfreude und Dynamik diese Treffen waren. Von außen betrachtet wäre wohl niemand auf die Idee gekommen, dass sich hier Menschen versammelten, die alle von relativ starken Schmerzzuständen betroffen waren. Die Freude an den gemeinsamen Unternehmungen und der wertvolle Austausch mit anderen Betroffenen haben uns so beflügelt, dass die Schmerzen an diesen verlängerten Wochenenden keine Chance hatten, unsere Laune zu trüben. Der Kontakt zu Sabina und zu Andreas hat sich bis heute gehalten.

26. Grundwissen über den (atypischen) Gesichtsschmerz

Inzwischen sind 25 Jahre vergangen, seit meine Gesichtsschmerzen erstmals auftraten. Ich hatte damals kaum Möglichkeiten, über die Krankheit zu recherchieren, und auch von meinen damaligen Ärzten war nicht sehr viel über die Krankheit zu erfahren. Da es in den Neunzigerjahren so einen Hype um das Thema Amalgam gab, bin ich damals auf den Zug aufgesprungen. Ob sich das Füllmaterial der Zähne auch negativ auf meine Gesundheit ausgewirkt hat oder nicht – wer kann das mit Bestimmtheit sagen? Zumindest glaube ich heute nicht mehr, dass es den Ausschlag gegeben hat. Ich weiß nicht, ob ich es Dr. T. aus Bad Pyrmont verdanke, dass sich der Gesichtsschmerz so stark reduziert hat. Wahrscheinlich ist es so – denn nachdem der akute Wundschmerz abgeklungen war, wurde alles besser. Dennoch ist eine Zahnextraktion mit Vorsicht zu genießen. Das ist ein sehr heikles Thema und muss sehr genau überdacht werden. In meinem speziellen Fall war es anscheinend aber der richtige Weg.

Ich suchte nach Abschluss aller zahnärztlichen Untersuchungen ein letztes Mal einen Bremer Neurologen auf, der auf Kopfschmerzen spezialisiert war. Dr. X. hörte sich meine Krankengeschichte an, blätterte meine mitgebrachten Unterlagen durch und stellte dann die Diagnose: atypischer Gesichtsschmerz. „Lässt sich da denn jetzt noch irgendwas machen, um den Restschmerz loszuwerden?" fragte ich. „Ich wünsche, dass ich für meine Patienten das erreichen könnte, was Sie bereits geschafft haben", sagte Dr. X. Als er das sagte,

war es, als legte sich bei mir innerlich ein Schalter um –
aus dem einfachen Grund, weil Dr. X. meinen Ist-Zu-
stand als Erfolg definierte. Ich hatte etwas erreicht, das
vielen anderen Patienten noch nicht vergönnt war. Ich
fing an zu begreifen, dass ich mich nicht beklagen
durfte, sondern dass ich dankbar sein musste. Wie viel
Glück ich tatsächlich hatte, dass die Schmerzen so stark
zurückgegangen waren, verstand ich erst, als ich damit
begann, mir im Internet Wissen über die Erkrankung
anzulesen.

Ich gehe davon aus, dass mein Gesichtsschmerz als
unmittelbare Folge meiner Zahn- und Kieferbehandlungen anzusehen ist, denn auch bei dem atypischen
Gesichtsschmerz – bei dem man keinen direkten Auslöser ausmachen kann – sind oftmals Traumata/Opera-
tionen im Gesicht vorausgegangen.

Der Gesichtsschmerz macht mir heute nur noch in
ganz bestimmten Situationen zu schaffen. Beispielsweise bei einer starken Erkältung, wenn die Nebenhöh-
len, der Trigeminusnerv oder der Kaumuskel gereizt
werden. Auch bei einem extremen Wetterwechsel oder
Luftdruckveränderungen habe ich mitunter noch Probleme.

An dieser Stelle möchte ich einmal die wichtigsten
Gesichtspunkte zum atypischen Gesichtsschmerz zu-
sammenfassen:

Heute wird der atypische Gesichtsschmerz in Fach-
kreisen als anhaltender idiopathischer Gesichtsschmerz
bezeichnet. Auf Englisch: Persistent Idiopathic Facial
Pain (PIFP). Ich verwende allerdings lieber den Begriff
„atypisch". Das Wort „atypisch" dient zur Abgrenzung

von der „typischen" attackenartigen Trigeminusneuralgie. Idiopathisch bedeutet „ohne bekannte (nach-
weisbare) Ursache" und wird als eigenständige
Schmerzerkrankung angesehen.

Der atypische Gesichtsschmerz ist relativ einfach zu
diagnostizieren, wenn man sicher weiß, dass die Zähne
und der Kauapparat nicht für die Schmerzen verantwortlich sind. Es muss also ein guter Zahnarzt klipp
und klar bestätigen, dass die Zähne gesund sind und
den Schmerz nicht erklären. Allerdings sind die Gesichtsschmerzen „uncharakteristisch", das heißt, sie gehen nicht mit unverwechselbaren anderen Symptomen
einher, und da die Schmerzen nicht klar eingrenzt werden können und unterschiedliche Auslöser infrage
kommen, handelt sich bei dem atypischen Gesichtsschmerz um eine Ausschlussdiagnose. Das bedeutet,
dass keine andere Ursache für die Schmerzen (z. B. Tu-
mor oder Entzündung) gefunden werden konnte. Zur
Abklärung können bildgebende Verfahren wie beispielsweise eine Computertomografie oder eine Kern-
spintomografie notwendig sein.

Man muss leider sagen, dass es nicht genügend For-
schung und damit zu wenig Wissen über dieses Syndrom gibt. Über die Migräne wird seit 30 Jahren ge-
forscht, aber leider interessieren sich Ärzte erst allmählich für Gesichtsschmerzen.

Kopfschmerzspezialisten diskutieren unterschiedliche Erklärungsmodelle für die Entstehung des atypischen Gesichtsschmerzes. Als Auslöser könnten Verletzungen von Nerven oder der Pathomechanismus, der
mit einem Phantomschmerz verglichen werden kann,
infrage kommen. Die Mediziner vermuten, dass Reiz-

oder Schmerzverarbeitungsstörungen im Gehirn eine Rolle spielen. Wenn Schmerzen durch eine Verletzung eines Nerven entstehen (egal wo im Körper), nennt man sie neuropathische Schmerzen. Ein gut bekanntes Beispiel ist die Gürtelrose, die übrigens auch im Gesicht auftreten kann. Zu den neuropathischen Gesichtsschmerzen gehört auch die Trigeminusneuralgie, für die diskutiert wird, das dort, wo der Trigeminusnerv in den Hirnstamm eintritt, physiologische Veränderungen die Schwelle für eine schmerzhafte Erregung des Nervs senken.

Fachleute vermuten, dass winzige Verletzungen des Trigeminusnervs Dauerreize auslösen, die vom Trigeminuskern nicht mehr unterdrückt werden können und infolgedessen ständig Schmerzsignale an das Gehirn senden. Wenn durch zusätzliche chirurgische oder zahnärztliche Eingriffe weitere Verletzungen des Nervs hinzukommen, können sich die Schmerzen verstärken und chronisch werden. Aus dem Grunde raten Fachleute davon ab, dass weitere chirurgische Eingriffe im Gesicht vorgenommen werden. Patienten mit atypischen Gesichtsschmerzen sollten auch keine operativen Eingriffe in Zahnbereich mehr zulassen, mit Ausnahme absolut notwendiger und nicht aufschiebbarer Operationen z. B. bei Abszessen. Auch Veränderungen bzw. Verschiebungen der Bisslage führen mitunter zu Funktionsstörungen und Schmerzsymptomen, dann aber meistens im Bereich des Kiefergelenkes und des Ohres.

Charakteristisch für den atypischen Gesichtsschmerz ist ein mittelstarker Dauerschmerz, der schwer zu lokalisieren ist und die Betroffenen stark beeinträchtigt. Er beginnt oft in einer bestimmten Region und dehnt sich dann aus. Zumeist ist der Schmerz anfangs einseitig und am häufigsten ist die Oberkieferregion betroffen. Später kann er nach unten oder sogar zur anderen Seite wandern. Nachts werden die Schmerzen besser ertragen, sodass die Patienten in der Regel nicht davon aufwachen. Tagsüber sind die Schmerzen kontinuierlich vorhanden, können aber in der Intensität variieren. Man nennt das über den Tag undulieren (wellenförmiger Verlauf), in Abgrenzung zu plötzlicher attackenartiger Verschlimmerung. Zusätzliche einschießende Schmerzen wie bei einer Trigeminusneuralgie sind ein Zeichen für eine Verletzung der Nerven und sprechen damit für einen neuropathischen Schmerz. Man kann es auf die einfache Formel bringen, dass Gesichtsschmerzen entweder attackenartig oder dauernd auftreten. Zu den attackenartigen gehört die Trigeminusneuralgie, die Attacken sind elektrisierend und dauern Sekunden, nie aber länger als maximal 1–2 Minuten! Wenn Attacken länger dauern, handelt es sich meist um eine Kopfschmerzart, die auch im Gesicht auftreten kann, wie die faziale Migräne oder der faziale Cluster. Bei den andauernden Schmerzerkrankungen gibt es im Wesentlichen zwei: die neuropathischen Gesichtsschmerzen und den PIFP, also den atypischen Gesichtsschmerz. Der wichtigste Unterschied ist die Tatsache, dass man für den neuropathischen Schmerz einen Beweis für die Nervenverletzung braucht – zum Beispiel auch in Form einer Taubheit. Außerdem sind die Schmerzen beim neuropathischen Gesichtsschmerz – im Gegensatz zum atypischen Gesichtsschmerz – sehr häufig von brennendem Charakter und können zusätzlich – wenn auch selten – eine einschießende Komponente haben.

Bei dem atypischen Gesichtsschmerz sind Begleiterscheinungen wie Empfindungsstörungen im Gesicht, z. B. ein anschwellendes Gefühl, Prickeln, oder Überwärmung möglich. Stress und Wetterwechsel können sich negativ auf die Beschwerden auswirken. Vor allem Kälte von außen (kalter Windstoß) kann den Schmerz verstärken, diese Tatsache wird nicht selten als Trigger missverstanden und die Fehldiagnose einer Trigeminusneuralgie gestellt. Andauernde Schmerzen können die Lebensqualität stark einschränken. Im Verlauf der Schmerzerkrankung kann sich eine Depression einstellen, die aber eher als Folge der Schmerzen und nicht als Ursache angesehen werden muss.

Menschen, die unter dem atypischen Gesichtsschmerz leiden, haben in der Regel eine lange Patientenkarriere hinter sich, weil Ärzte verschiedener Fachrichtungen eine Vielzahl von Diagnosen stellen und die Behandlungen, die sie empfehlen, nicht zum Erfolg führen. Die Anzahl der betroffenen Patienten ist unbekannt, man weiß aber, dass es überwiegend Frauen im Alter zwischen dreißig und sechzig Jahren betrifft.

Die richtigen Ansprechpartner für den atypischen Gesichtsschmerz sind in erster Linie sowohl Zahnärzte als auch Neurologen oder Schmerzärzte. Aber längst nicht alle Zahnärzte und Neurologen kennen sich gut damit aus. Eine übergreifende Zusammenarbeit ist in jedem Fall sinnvoll.

Recherchen im Internet und das Lesen von Büchern ersetzen in keinem Fall einen Besuch beim Facharzt! Es ist aber von Vorteil, wenn man vorbereitet in das Gespräch geht und sich einen Überblick verschafft über das, was derzeit gemäß der medizinischen Leitlinie empfohlen wird.

Anders als bei der Migräne gibt es leider keine spezielle oder spezifische Medikation. Medikamentös werden deshalb schmerzdistanzierende Medikamente eingesetzt. Meistens wird eine Kombination aus trizyklischen Antidepressiva und krampflösenden Mitteln wie Gabapentin verschrieben. Seit 2004 auch Pregabalin (sehr ähnlich dem Gabapentin), ein Wirkstoff aus der Gruppe der Antiepileptika, der EU-weit zugelassen ist. Die Effekte beruhen auf der Senkung der neuronalen Erregbarkeit. Es wurde als Nachfolgewirkstoff von Gabapentin entwickelt. Das Mittel hat eine höhere Bioverfügbarkeit und muss nicht so häufig eingenommen werden wie Gabapentin. Man erzielt die besten Resultate bei einer Dosis zwischen 300 und 600 mg täglich. Wie diese Medikamente wirken, weiß man nicht, wichtig ist, dass sie keine Schmerzmedikamente sind und das man sie – wenn man sie gut verträgt – mindestens 2–3 Monate einnehmen muss, bevor man wissen kann, ob sie wirken. Wenn sie die gewünschte Wirkung erzielen, ist ein Einnahmezeitraum von 6–9 Monaten, wenn nicht länger, realistisch. Entscheidend ist, dass man früh medikamentös eingreift, wenn klar wird, dass der Schmerz nicht von den Zähnen kommt. Neben der medikamentösen Behandlung wird begleitend zu einer Schmerz-Verhaltenstherapie (nicht aber zur analytischen Therapie) geraten, um Ängste abzubauen und die Patienten bei der psychischen Bewältigung ihrer Schmerzerkrankung zu unterstützen.

Das vorrangige Ziel in der Behandlung des atypischen Gesichtsschmerzes ist die Linderung der Schmerzen, da eine vollständige Heilung eher selten gelingt – aber durchaus vorkommt!

Schmerzmittel, einschließlich der Opiate, haben sich als weitgehend unwirksam herausgestellt. Da das trigeminale System (das den Schmerz im Gesicht vermittelt) nicht Opiatrezeptoren, sondern einen anderen Botenstoff – das Serotonin – benutzt, müssen Opiate recht hoch dosiert werden, um über das Gehirn zu wirken. Dadurch kommen Nebenwirkungen wie Müdigkeit und Störungen des Erlebens bis zur Vergiftung sehr häufig vor. Da Gesichtsschmerzen oft auch im Zusammenhang mit Migräne auftreten können, wäre abzuklären, ob Migräne-Medikamente (Triptane), die bei Migräne wirksam sind, auch auf die Gesichtsschmerzen einen Effekt haben. Die Behandlung sollte – wie bereits angedeutet – in einem multidisziplinären Team koordiniert werden und nach modernsten medizinischen Verfahren der Schmerztherapie erfolgen.

Wenig effektiv bei dem atypischem Gesichtsschmerz sind nach aktueller, ärztlicher Expertenmeinung u. a. die Homöopathie, die klassische Physiotherapie, Chirotherapie, craniosacrale Therapie, Osteopathie, Akupunktur, Neuraltherapie, Nervenblockaden, Infrarotbestrahlungen, Autogenes Training, Psychotherapie und Hypnose. (Die Liste könnte leider sehr viel länger sein …)

Wichtige Informationen zum Thema atypischer Gesichtsschmerz findet man zum Beispiel bei:

- Deutsche Migräne- und Kopfschmerzgesellschaft e. V.

- Deutsche Schmerzgesellschaft, https://www.schmerzgesellschaft.de/

Informationen auch unter:

- https://www.zmk-aktuell.de/fachgebiete/allgemeine-zahnheilkunde/story/der-chronische-schmerzpatient-in-der-zahnärztlichen-behandlung
- https://www.neurologen-und-psychiater-im-netz, Stichwort: Gesichtsschmerzen

Am besten lässt man sich so schnell wie möglich von Experten, die auf Kopf- und Gesichtsschmerzen spezialisiert sind, eingehend beraten.

Kopfschmerzkliniken und Ambulanzen in Deutschland im Überblick:

- Dresden: Kopfschmerzambulanz / Kinderkopfschmerzambulanz Dresden
- Halle: Ambulanz der Neurologischen Universitätsklinik
- Jena: Mitteldeutsches Kopfschmerzzentrum
- Berlin: Kopfschmerzzentrum Charité, Ostdeutsches Kopfschmerzzentrum im Schmerzzentrum Berlin
- Rostock: Kopfschmerzzentrum Nord-Ost
- Hamburg: Kopf- und Gesichtsschmerzambulanz des UKE
- Kiel: Schmerzklinik Kiel – Migräne- und Kopfschmerzzentrum
- Kassel: Kopfschmerzzentrum Kassel
- Essen: Westdeutsches Kopfschmerzzentrum
- Königstein: Migräne- und Kopfschmerzklinik Königstein

- Tübingen: Spezialambulanz Kopfschmerz
- Freiburg: Interdisziplinäres Schmerzzentrum ISZ
- München: Oberbayerisches Kopfschmerzzentrum München

27. Die Zwischenzeit

Die Zeit zwischen 2003 und 2006 nenne ich die Zwischenzeit. Es war der Zeitraum, in dem meine Gesichtsschmerzen kaum mehr in Erscheinung traten. Stattdessen kam es immer häufiger vor, dass ich mit schwerer Übelkeit zu kämpfen hatte und mich mehrere Stunden hintereinander übergeben musste. Anschließend war ich so erschöpft und müde, dass ich mich insgesamt drei, vier Tage krankschreiben lassen musste. In solch einer schlechten Verfassung war ich einfach nicht arbeitsfähig. Ich hielt das für eine besonders aggressive Form der Magen-Darm-Grippe und sagte dazu scherzhaft: „Ich habe Magen – ohne Darm." Ich litt unter dieser Übelkeit seit meiner Kindheit, und es hatte immer einmal Phasen gegeben, in der die Übelkeit mit Erbrechen auftrat und einen besonders schweren und langwierigen Verlauf nahm, besonders dann, wenn mir buchstäblich etwas auf den Magen geschlagen war. Erklärt habe ich mir das so, dass ich durch den erhöhten Stress anfälliger für Infekte war. Wenn mich diese schreckliche Übelkeit überkam, fühlte ich mich ihr völlig ausgeliefert. Erst mit vierzig Jahren wurde bei mir, mehr oder weniger durch Zufall, Migräne diagnostiziert. Ich leide unter einer Sonderform der Migräne – dem Syndrom des zyklischen Erbrechens. Aber alles der Reihe nach …

Nachdem sich meine Gesichtsschmerzen deutlich gebessert hatten, versuchte ich vieles nachzuholen, was ich in den Jahren zuvor versäumt hatte. Ich hatte mich während meiner Schmerzerkrankung immer mehr zurückgezogen und mich permanent im Ausnahmezustand befunden. Nun genoss ich es, mein Leben wieder aktiv zu gestalten.

S. fragte mich, ob ich mir jetzt vorstellen könnte, ein Kind mit ihm zu haben. Obwohl ich all die Jahre einen Kinderwunsch hatte, war mir bei der Vorstellung, eine Vierundzwanzig-Stunden-Vollzeit-Mama zu sein, gar nicht wohl. Ich traute meiner Gesundheit nicht über den Weg und hatte die Befürchtung, dass die Schmerzen zurückkämen. Wie sollte ich die Kraft dafür aufbringen, mich um ein Kind zu kümmern, das meine volle Aufmerksamkeit braucht? Ich weiß, dass ein Mensch enorme Kräfte mobilisieren kann, wenn die Umstände sie ihm abverlangen, aber ich fühlte mich nicht gefestigt genug für solch eine weitreichende Entscheidung. S. war enttäuscht, aber er nahm es erst einmal so hin. Ganz bestimmt war es keine einfache und erst recht keine leichtfertige Entscheidung für mich, auf ein Kind zu verzichten, aber möglicherweise hat diese Entscheidung maßgeblich dazu beigetragen, dass S. sich innerlich von mir distanzierte.

Im Februar 2003 hatte meine Mutter eine schwere Herz-OP, die sie zum Glück gut überstand. Bei einer vorangegangenen routinemäßigen Herzuntersuchung hatte sich herausgestellt, dass sie in der Vergangenheit einen unentdeckten Hinterwand-Herzinfarkt gehabt haben muss, der nie diagnostiziert worden war. Wir waren alle sehr erleichtert, dass sie sich so gut von dem Eingriff erholte und anschließend richtig aufblühte. Ich glaube, dass ihr sehr bewusst war, dass ihr das Leben neu geschenkt wurde.

S. und ich gerieten im Frühjahr desselben Jahres in eine ernsthafte Beziehungskrise und trennten uns im

Sommer nach elfeinhalb Jahren Partnerschaft. Auf die näheren Umstände möchte ich hier nicht weiter eingehen, das würde den Rahmen dieses Buches sprengen und zu sehr vom Thema abweichen. In den meisten Fällen ist es so, dass bei einer Trennung beide Anteil an dieser Entwicklung haben, aber damals konnte ich das noch nicht so klar erkennen. Ich fühlte mich im Stich gelassen, weil S. derjenige war, der sich emotional nicht mehr mit mir verbunden fühlte. Aber eins ist klar: Niemand löst sich aus einer intakten, glücklichen Paarbeziehung!

Als ich die Phase des Verlustschmerzes und der Enttäuschung überwunden hatte, machte ich meinen Frieden damit und konnte S. auch innerlich loslassen. Heute kann ich aus dem Abstand heraus sagen, dass unsere Trennung nicht so überraschend kam, wie es mir damals schien und dass wir beide auch etwas dadurch gewonnen haben. S. ging nach Schweden, gründete dort eine Familie und baute sich ein neues Leben auf, und ich durfte die Erfahrung machen, dass ich viel besser allein zurechtkam, als ich es je für möglich gehalten hätte und war stolz darauf. Es war zunächst ganz seltsam für mich, allein zu wohnen, und ich brauchte eine gewisse Zeit, um mich daran zu gewöhnen. Zu Beginn traute ich mir ganz wenig zu. Ich dachte auch, dass ich die Einsamkeit vielleicht nicht ertragen könnte, aber diese Befürchtung bestätigte sich zum Glück nicht. Es stärkte mein Selbstbewusstsein, dass ich viel selbstständiger war als angenommen. Ich hätte nie gedacht, dass ich das alles so gut hinbekomme und meine Unabhängigkeit sogar genieße – auch wenn ich von Haus aus sicher eher ein Familienmensch als eine Eigenbrötlerin bin.

Vieles von dem, was mir im Leben widerfahren ist, ergibt erst im Rückblick einen Sinn. Die Trennung von S. hat mich zu einer wichtigen Erkenntnis geführt: Man darf sich in einer Liebesbeziehung niemals zu sicher fühlen und sein Gegenüber nicht als selbstverständlich ansehen. Die Liebe zu einem Menschen ist nicht in Stein gemeißelt! Es ist notwendig, die Beziehung immer mal wieder neu zu beleben, sich gegenseitig zu überraschen und neuen Schwung in den Beziehungsalltag zu bringen. Ein Miteinander kann sich besonders in langjährigen Beziehungen leicht zu einem Nebeneinander entwickeln, wenn man nicht immer mal wieder eine Art Bestandsaufnahme macht und sich gegenseitig mitteilt, was man sich wünscht oder im Beisammensein vermisst. Wenn die ehrliche Kommunikation erlahmt, erlahmt auch die Liebe irgendwann.

Im August 2004 starb Oma Deike. Ich hatte sie zwei Wochen zuvor noch im Krankenhaus besucht, und ich glaube, dass wir beide spürten, dass wir uns wahrscheinlich das letzte Mal sahen. Meine Oma hatte Darmkrebs im Endstadium. Sie war total abgemagert und sehr geschwächt, aber noch bei vollem Bewusstsein. Oma war nie zum Arzt gegangen, obwohl sie gespürt haben muss, dass etwas mit ihr nicht stimmte. Der Krebs hatte sich über die Jahre ungehindert ausgebreitet und nun kam jede Hilfe zu spät. Bei der Verabschiedung drückte sie mir ganz fest die Hand. Ich fragte mich wie es sein konnte, dass sie noch so viel Kraft hatte, dass sie so fest zudrücken konnte. Oma sah mir so lange hinterher, bis ich aus ihrem Blickfeld verschwand. Sie hob ein letztes Mal ihre Hand zum Gruß, und ich begriff in dem Moment, dass dies ein Abschied für immer sein würde. Ihr Todestag wäre beinahe auf den Geburtstag meiner Mutter gefallen. Sie starb dann aber doch am Tag darauf. Meine Eltern hatten mich nicht darüber informiert und so fuhr ich in der Erwartung einer Geburtstagsfeier nach Hause. Als mein Vater mir dann im schwarzen Anzug entgegentrat, wusste ich natürlich sofort Bescheid und fiel ihm schluchzend in die Arme. Wir fuhren direkt zu der Kapelle, in der meine Oma aufgebahrt wurde. Es war das erste Mal, dass ich einen toten Menschen sah. Ich konnte natürlich erkennen, dass meine Oma dort im Sarg lag, aber sie hatte trotzdem ein ganz verändertes Aussehen. Sie hatte etwas Puppenhaftes und sah eher aus wie eine Miniaturausgabe von Oma. So zart und zerbrechlich, aber auf irgendeine Weise auch friedlich und bildschön. In der Kapelle waren viele Menschen, die sich von Oma verabschieden wollten. Jeder tat das auf seine Weise. Manche traten ganz nah an den Sarg heran und sagten etwas, andere blieben lieber im Hintergrund und hielten eine stille Andacht. Ich traute mich nicht, mit dem toten Körper zu „sprechen" oder ihn gar zu berühren. Opa hatte überhaupt keine Berührungsängste und streichelte Omas Hand. Es war herzergreifend, das zu sehen. Meine Großeltern waren über sechzig Jahre miteinander verheiratet, und nun musste mein Opa meine Oma für immer gehen lassen und blieb allein zurück. Es muss unfassbar schwer sein, nach so einem langen, gemeinsamen Lebensweg für immer Abschied zu nehmen. Auf der anderen Seite muss man gewiss auch dankbar dafür sein, dass man so lange zusammen sein durfte.

Kaum hatten sich meine Gesichtsschmerzen zurückgebildet, kam die unerwartete Trennung von S. Kaum hatte ich die Trennung halbwegs überwunden, gab es starke Auseinandersetzungen bei der Arbeit. Ich verstand mich überhaupt nicht mehr mit meinem damaligen Kollegen. Heute denke ich, dieser Umstand hätte mich dazu veranlassen müssen, mir eine neue Stelle zu suchen. Warum ich es nicht tat, darüber kann ich nur spekulieren. Sicher lag es nicht an dem fehlenden Leidensdruck, denn der war allemal vorhanden. Ich glaube, dass ich mich einfach nicht von meinem Platz vertreiben lassen wollte, denn grundsätzlich übte ich meinen Beruf sehr gern aus. Mit den Jahren hatte ich immer mehr Routine entwickelt und mich ganz gut eingerichtet. Ich kannte meine Stärken und Schwächen und wusste, wie ich meine Stärken einsetzen konnte. Meine Arbeit hatte mir während meiner Schmerzerkrankung Halt gegeben und mit allen anderen Kollegen und Kolleginnen verstand ich mich richtig gut. Eventuell hatte ich vor dem Hintergrund der gerade zurückliegenden Schmerzerkrankung auch etwas Angst vor einer neuen beruflichen Herausforderung. Ein weiterer Aspekt war sicher auch, dass es gerade erst in meinem Privatleben zu starken Veränderungen gekommen war und ich vermeiden wollte, dass nun auch noch die Sicherheit des Arbeitsplatzes verloren ging. Außerdem war das Durchhalten zweifellos eines meiner Lebensmottos. Aber was auch immer den Ausschlag gegeben hat, Tatsache ist, dass ich einen langen Atem hatte und abwartete, bis mein Kollege sich 2008 eine neue Stelle suchte. Die letzten Jahre der sogenannten Zusammenarbeit waren eine echte Strapaze. Es ist schlimm, wenn man erkennen muss, dass das Verhältnis so schlecht ist, dass man keine gemeinsame Basis mehr findet und jeden Tag mit Unbehagen zur Arbeit geht.

Die Migräne kam immer häufiger und wurde schließlich chronisch.

28. Interview mit Sabina

Nachdem ich 2019 mein Buch über Migräne veröffentlicht hatte, nahm ich Kontakt zu Sabina auf, die ich ja aus der Internetgruppe „Kopf- und Gesichtsschmerzen" kannte. Ich schickte ihr mein Buch und erzählte ihr, dass ich überlege, auch das Zahnraupen-Buch zu veröffentlichen. Sie hielt das für eine sehr gute Idee. Kurz vor Abschluss der Korrekturarbeiten fragte ich Sabina, ob ich – in Form eines Interviews – ein Kapitel über ihre Schmerzerfahrung einfügen dürfe. Sie willigte sofort ein. Hier ist das Ergebnis:

Sabina, stell dich doch bitte kurz vor.

Sehr gern! Ich komme aus Österreich und lebe in Wien, bin verheiratet und in der Erwachsenenbildung tätig. Ich lebe seit über zwanzig Jahren mit atypischem Gesichtsschmerz.

Du hast vor vielen Jahren die erste Fassung meines Buchmanuskriptes *Zahnraupen – meine Reise durch den Schmerz* gelesen. Wie ging es dir damit?

Ich war damals so unglaublich froh, endlich etwas lesen zu dürfen, in dem ich mich, meine Gedanken, Gefühle und Erlebnisse, so oft wiederfinden konnte. Auch wenn es schon lange her ist, verliert das alles nichts von seiner Gültigkeit und Wichtigkeit! Es gibt viel zu wenig medizinisch kompetente und gleichzeitig auch sehr offene und persönliche Berichte von Schmerzpatienten. Solche Bücher sind für Betroffene eine ganz große Hilfe. Ich glaube auch, dass es Angehörigen und Freunden von Schmerzkranken einen anderen Blick auf die Situation geben kann. Außerdem hoffe ich, dass dein Buch auch von Ärzten gelesen wird!

Ja, das würde ich auch sehr begrüßen, denn nur wir Schmerzpatienten können Auskunft darüber geben, wie es sich anfühlt, mit permanenten Schmerzen zu leben und was das für den Alltag und die Lebensplanung bedeutet. Erzähl doch bitte mal, wie die Schmerzkrankheit bei dir begonnen hat.

Im Mai 1998 hatte ich eine als sehr traumatisch erlebte Zahnextraktion im Unterkiefer rechts bei einem zahnärztlichen Notdienst. Wenige Wochen später begannen die Gesichtsschmerzen in der rechten Gesichtshälfte.

War dir sofort klar, dass die Schmerzen von der Zahnbehandlung herrührten?

Ich sah lange keinen Zusammenhang mit der Extraktion, das hat mir erst später ein Schmerzarzt klargemacht. Da bis zur Diagnose „atypischer Gesichtsschmerz" viele Monate vergingen, habe ich in der ersten Zeit hauptsächlich bei Ärzten im Bereich der Zahn- und Kieferheilkunde, dann auch im Bereich HNO, später bei Neurologen Hilfe gesucht. Es wurden alle Möglichkeiten der bildgebenden Verfahren ausgeschöpft, immer ohne Befund.

Was wurde denn unternommen, um dir zu helfen?

Zahnärzte haben mir zunächst auf Verdacht Zähne gezogen, später verschiedene Operationen vorgeschlagen, die ich dank der Unterstützung meiner Hausärztin und Psychotherapeutin abgelehnt habe. Ich habe nacheinander zwei Aufbiss-Schienen für die Nacht bekommen, die wirkungslos waren. Eine Schiene war aus weichem Kunststoff im Unterkiefer und gab keinen Halt, die andere war hart aber im Oberkiefer, bei mir die falsche Stelle.

Der letzte Zahnarzt in einer langen Reihe war der erste, der mir von Anfang an keine Versprechen machte, meine Schmerzen beseitigen zu können, der mir aber schlüssig erklären konnte, dass er weitere Eingriffe für sinnlos hält, es aber für wichtig hält, eine komplette Zahnsanierung zu machen, um wieder einen gleichmäßigen Aufbiss herzustellen. Er konnte mir auch klar machen, wie belastet meine Kiefergelenke – besonders das rechte – waren.

Kannst du beschreiben, wie sich die Schmerzen angefühlt haben?

Es gibt Aufzeichnungen darüber. Im Jahr 1999 habe ich meine Schmerzen so beschrieben:

Die Schmerzen sind streng einseitig im rechten Gesicht, Oberkiefer, Unterkiefer, Wange, manchmal ausstrahlend in die rechte Seite des Halses und in den Arm. Es ist ein meist ziehender, drückender, krampfender, z. T. auch brennender Dauerschmerz tagsüber, der wellenförmig auf- und abschwillt. Tendenziell verschlechtert er sich ab Mittag/Nachmittag. Die Intensität wechselt aber auch oft mehrmals täglich. Berührungen schmerzen nicht. Die Stärke der Schmerzen (Skala von 0–10) liegt bei 3–8. Nach häufig schmerzbedingten Einschlafproblemen bin ich während des Schlafes schmerzfrei. Ich wache auch fast immer schmerzfrei auf. Es beginnt fast immer erst nach dem Aufstehen, manchmal sofort, manchmal nach einer oder zwei Stunden. Seit Beginn der Schmerzen hatte ich keinen einzigen schmerzfreien Tag.

Welche Erfahrungen hast du mit Schmerzmitteln und anderen unterstützenden Medikamenten und Maßnahmen?

Seit dem Beginn der Schmerzen bis zur Diagnose „atypischer Gesichtsschmerz" habe ich alle schulmedizinischen Untersuchungen und medikamentösen Möglichkeiten ausgeschöpft – immer ohne Erfolg. Schmerzmittel waren vollkommen wirkungslos.

Nach der Diagnose „atypischer Gesichtsschmerz" wurden mir die üblichen krampflösenden Medikamente wie Carbamazepin, Oxarbazepin und Gabapentin verordnet. Keines von ihnen hat bei mir gewirkt.

Ich habe auch fast jede mögliche Form alternativer Therapien versucht. Begleitende Maßnahmen, die zwar den Schmerz nicht verändert haben, aber eine gewisse Distanz brachten, waren eine Gesprächs- und Verhaltenstherapie, ein TENS-Gerät, das Schmerzspitzen etwas überlagerte, die Einnahme eines klassischen Antidepressivums und eine Hypnosetherapie. Außerdem hat mir der Austausch mit Betroffenen in unserer Selbsthilfegruppe im Internet sehr geholfen.

In dieser Gruppe haben wir uns vor über zwanzig Jahren kennengelernt. Wieso war der Austausch in der Gruppe für dich so wichtig?

Ich war damals 38 Jahre alt und im gleichaltrigen Umfeld die Erste mit chronischem Schmerz. Meine Umgebung hat sich nach Kräften bemüht mich zu unterstützen, aber im Schmerzforum bin ich auf eine ganz andere Ausgangslage getroffen. Es ist etwas komplett anderes, mit Menschen zu kommunizieren, die ähnliche Erfahrungen haben. Natürlich habe ich auch gehofft, neue Tipps zu bekommen oder auch anderen mit dem helfen zu können, was ich weiß. Der Austausch im Schmerzforum war ein täglicher Fixpunkt für mich.

Das ging mir genauso. Es fühlte sich für mich an wie eine virtuelle WG, in die man mehrmals am Tag reinspaziert und schaut, was sich da tut. Wir haben uns gegenseitig getröstet, unterstützt und beraten und manchmal auch einfach lustige Nachrichten hin und her geschrieben, die mit den Schmerzen überhaupt nichts zu tun hatten. Eine schöne Ablenkung von der Schmerzkrankheit. Aber zurück zu deiner Geschichte: Das Jahr 2000 markierte für dich einen Wendepunkt in Hinblick auf die Schmerzbehandlung. Was war das?

Im Jahr 2000 habe ich eine Physiotherapeutin kennengelernt, die auf manuelle Therapie im Bereich Gesicht und Kiefergelenk spezialisiert ist. Sie begann mit einer Faszien- und Triggerpunktbehandlung im Bereich der Gesichts- und Kaumuskulatur sowie mit einer manuellen Behandlung des Kiefergelenks. Die Behandlungen an der Muskulatur waren schmerzhaft, aber es war eine Art von Schmerz, die mir das Gefühl gab, dass sich da zum ersten Mal etwas bewegt. In den ersten Monaten wurde ich zweimal pro Woche behandelt, später einmal pro Woche, mit Eintreten einer deutlichen Besserung wurden die Abstände langsam vergrößert und seit jetzt schon vielen Jahren beträgt der Behandlungsabstand 4–6 Wochen. Die Fortschritte in den ersten Monaten waren sehr klein, aber doch so kontinuierlich, dass ich sehr konsequent bei dieser manuellen Therapie geblieben bin. Es gab langsam Tage, an denen ich ein paar schmerzfreie Stunden hatte, und in der Zeit mit Schmerzen gingen sie nicht mehr über 5 auf einer Skala von 0–10 hinaus. Parallel zur manuellen Therapie fertigte mein Zahnarzt eine harte Aufbiss-Schiene für die Nacht für den Unterkiefer an.

Man ist dankbar für jede Verbesserung! Du hast deine Fortschritte schriftlich dokumentiert. Warum?

Das Führen eines genauen Schmerztagebuchs hat mir geholfen, die Fortschritte richtig einzuschätzen.

Wie geht es dir heute?

Heute bin ich den Großteil der Zeit schmerzfrei, meine Lebensqualität hat sich ganz unglaublich verbessert!

Das ist ein erstaunlicher Erfolg! Was kannst du aufgrund deiner Erfahrung anderen Schmerzpatienten raten und mit auf den Weg geben?

Vor allem, wenn jemand erst seit kürzerer Zeit betroffen ist, rate ich dazu, sich einen verlässlichen Begleiter zu suchen, das heißt einen guten Allgemeinmediziner bzw. Psychologen, mit dem man mögliche weitere Schritte besprechen und bewerten kann. Ein Beispiel: Nachdem mir der dritte Zahnarzt die dritte Operation im dritten Kieferquadranten vorgeschlagen hatte, war ich, emotional völlig am Boden, bei meiner Ärztin. Sie hat sich das angehört und dann gesagt: „Stopp, du machst gar nichts davon!" Mir ist ein Stein vom Herzen gefallen. Das Führen eines genauen Schmerztagebuchs halte ich wie gesagt für sehr wichtig.

Gibt es etwas, was du mit dem Wissen von heute definitiv anders machen würdest?

Ich würde heute viel früher ein Antidepressivum nehmen, ich glaube das hätte mir viel emotionalen

Stress erspart und meinem Blick auf die Dinge etwas mehr Distanz gegeben. Was mich im Laufe der Zeit belastet hat, war der Umgang mit „guten Tipps" von sicher wohlmeinenden Außenstehenden. „Geh zu diesem Arzt, probiere diese Therapie ..." Zum einen war es zu viel, bei all dem, was ich sowieso schon unternommen habe, zum anderen kamen mir einige Dinge unsinnig vor. Und dann gab es später immer wieder die unangenehme Situation, dass gefragt wurde: „Hast du das schon probiert, was ich dir gesagt habe?" Ich habe mir nach längerer Zeit dafür die Strategie zugelegt, mich zu bedanken und zu sagen, dass es jetzt einmal in meine „Ideenkiste" kommt und ich im Bedarfsfall später darauf zurückgreifen werde. Und ich würde mehr auf mein Bauchgefühl hören, aber das sagt sich leicht.

Glaubst du, dass deine Schmerzkrankheit deine Persönlichkeit verändert hat?

Mein Leben war für einige Jahre sehr verändert, ich selbst habe mich nicht verändert, nur gewisse Verhaltensweisen. Ich habe z. B. gelernt auch mal nein zu sagen, und dass nichts Schlimmes passiert, wenn ich es tue.

Bist du der Meinung, dass sich in der Behandlung des atypischen Gesichtsschmerzes über die Jahre viel verändert hat? Gibt es inzwischen bessere Therapien? Mit anderen Worten: Können Schmerzkranke heute auf mehr Hilfe und Aufklärung hoffen?

Diese Frage kann ich dir nicht wirklich beantworten, weil ich wegen dieser Erkrankung schon lange keine Ärzte mehr konsultiere, ich hatte alle üblichen Therapien erfolglos durch. Aber ich verfolge natürlich die Entwicklung. Seit 2004 wird der „atypische Gesichtsschmerz" auch „anhaltender/persistierender idiopathischer Gesichtsschmerz" genannt. Den alten Begriff finde ich treffender. An den diagnostischen Verfahren und den Therapieempfehlungen hat sich in der langen Zeit meinem Wissen nach nahezu nichts geändert.

Gibt es heute noch Dinge in Hinblick auf die Schmerzen, auf die du besonders achtest, damit es dir möglichst gut geht?

Worauf ich achten muss, bzw. was wieder eine längere Zeit mit Schmerzen verursachen kann: Am Wichtigsten ist, dass mein Biss immer sehr gut und ausgeglichen ist, in meiner Unterkieferteilprothese können sich die Kunststoffzähne über die Zeit „abkauen". Ich trage nachts immer die harte Schiene im Unterkiefer, das verhindert nächtliches Zähneknirschen (Bruxismus) und eine Kompression der Kiefergelenke. Längeren Aufenthalt in zugigen oder klimatisierten Räumen oder draußen bei starkem Wind muss ich meiden. Starke und häufige Wetterwechsel sind eventuell schmerzauslösend. Ich führe bis heute ein Schmerztagebuch, weil es bei den zeitweise doch wieder auftretenden Schmerzzeiten wichtig ist, mich daran zu erinnern, wie lange es bei den letzten Malen gedauert hat, und wann es sich wieder beruhigt hat. Ich notiere mir auch immer die jeweils ergriffenen Maßnahmen (engmaschige Therapietermine, Anpassungen beim Zahnarzt ...).

Das alles lässt darauf schließen, dass du gelernt hast, mit deiner Krankheit zu leben und genau weißt, was du tun musst, damit der Schmerz nicht die Kontrolle über dein Leben hat.

Das stimmt.

Ich danke dir, liebe Sabina, für die Einblicke in den persönlichen Verlauf deiner Krankheit, aber auch für deine Zeit und die wirklich wichtigen und wertvollen Einschätzungen und Tipps, die du hier gibst. Alles Gute für dich und herzliche Grüße nach Wien.

Für dich auch alles Gute, Mari. Herzliche Grüße nach Bremen.

29. Hilfe für Betroffene

Übersicht über die wichtigsten Hilfsmaßnahmen:

- Beratung und Betreuung durch kompetente Neurologen/Schmerzspezialisten/Fachkliniken
- Aneignung von Fachwissen
- Übernahme von Eigenverantwortung
- Mitgliedschaft in engagierten Selbsthilfegruppen
- Verhaltensanpassung an die Erfordernisse der Erkrankung (Entspannungsverfahren, Ruhepausen, moderater Ausdauersport)
- ein angemessener, verantwortungsbewusster Umgang mit Medikamenten
- Selbstfürsorge/liebevoller Umgang mit sich und anderen
- ein unterstützendes soziales Umfeld schaffen
- Hobbys pflegen, die uns Freude bereiten und ablenken
- Dankbarkeit für das zu entwickeln, was wir haben
- sich an Vorbildern orientieren, um sich positiv zu motivieren
- Humor und Widerstandsfähigkeit (Resilienz)

Leider kann man den Schmerz/die Erkrankung nicht einfach abstellen. Es gibt zu meinem größten Bedauern kein Wundermittel gegen die Gesichtsschmerzen. Aber man kann alle Behandlungskonzepte ausschöpfen und an dem Verlauf der Krankheit effizient mitwirken. Es ist ganz wichtig, weiterhin seinen Interessen nachzugehen, soziale Kontakte zu pflegen und emotionale Bindungen einzugehen. Man sollte sich unbedingt Zeit für Hobbys nehmen, das aktuelle politische, kulturelle und soziale Geschehen verfolgen (z. B. regelmäßig Nachrichten schauen), Zeiten für körperliche und seelische Entspannung einrichten, sich regelmäßig bewegen und auf eine gesunde Ernährung und angemessene Körperpflege achten. Sofern eine Depression vorliegt, die es einem erschwert, gut für sich zu sorgen, sollte alles daran gesetzt werden, diese Begleiterkrankung medikamentös und/oder verhaltenstherapeutisch zu behandeln.

Auch wenn es nicht gelingt, den Schmerz vollständig zu beseitigen, ist es zumindest möglich, die Lebensqualität zu verbessern. Man ist niemals „austherapiert" und dem Schmerz für allezeit hoffnungslos ausgeliefert. Wir müssen dafür sorgen, dass der Schmerz nicht mehr so viel Macht über uns hat und wir uns insgesamt nicht so alleingelassen und einsam fühlen. Das erscheint mir als eines der wichtigsten Ziele: Nicht zuzulassen, in eine soziale Isolation zu geraten! Das heißt, man muss aufpassen, dass man keine zu starke Schonhaltung einnimmt, in der Überzeugung, der Schmerz könne sich verschlimmern, wenn man weiter aktiv am Leben teilnimmt. Das Gegenteil ist der Fall! Je mehr wir unserem Schwächegefühl nachgeben, uns zurückziehen und unseren Lebenshorizont einschränken, desto mehr verlieren wir unsere Motivation, unsere Lebensfreude und unseren Halt. Wir werden immer energieloser und versinken in Passivität. Daher ist es enorm wichtig, sich nicht vom gesellschaftlichen Leben abzuwenden, sondern sich weiterhin als Teil einer großen Gemeinschaft zu verstehen, in der man seinen festen Platz hat und mit anderen Menschen in Verbindung steht. Sich als Person zu verstehen, die aktiv und handlungsfähig bleibt, mitbestimmt und mitgestaltet und sich nicht vom Schmerz ins Abseits drängen lässt. Es ist empfehlenswert, nicht so viel darüber nachzudenken, was scheinbar nicht durchführbar ist, sondern zu erkennen und in Angriff zu nehmen, was alles (noch) möglich ist.

Die große Gefahr der Isolierung besteht bei der Schmerzerkrankung leicht, wie meine eigene Geschichte gezeigt hat. Doch heute bin ich froh, dass ich diesen „Alleingang" mit der Tendenz zur Selbstentfremdung überwunden habe und wieder die Gesellschaft von anderen suche und genieße! Das braucht Zeit, ist ein Prozess mit vielen Hochs und Tiefs! Sich auch unbequemen Fragen zu stellen und mit seiner Lebenssituation, seinen Glaubenssätzen (inneren Überzeugungen) und Lebensgewohnheiten selbstkritisch auseinanderzusetzen, kann unbequem sein und wehtun. Aber dieser Auseinandersetzung aus dem Weg zu gehen und sich vom Leben abzuwenden ist letztlich noch sehr viel schmerzhafter.

Wir müssen etwas finden, das uns guttut und möglichst viel Energien freisetzt. Eine Aufgabe entdecken, für die wir brennen, ein befriedigendes Ehrenamt bekleiden, eine interessante Freizeitbeschäftigung suchen oder einen Lebenstraum erfüllen! Wir brauchen Dynamik und Lebensfreude, um der Schmerzkrankheit etwas Positives entgegensetzen zu können. Denn unsere innere Stärke, mit der wir uns entschlossen dieser Herausforderung stellen, ist unser wirkungsvollstes Instrument, um unsere Gesundheit positiv zu beeinflussen und ein deutlich höheres Maß an Lebensqualität zu gewinnen. Eine Verbesserung der Lebensqualität stärkt die Bindung zum Leben und trägt dazu bei, dass wir anfangen, mehr an uns selbst zu glauben und in der Lage sind, ungeahnte Kräfte zu mobilisieren. Langsam, Schritt für Schritt! Wenn uns das gelingt, dann haben wir die Kontrolle über unser Leben zurück und können beinahe alles erreichen, was wir uns vornehmen – davon bin ich inzwischen fest überzeugt. Was wir brauchen ist eine optimistische Grundhaltung, die Zuversicht, dass wir selbst Einfluss auf das Krankheitsgeschehen nehmen können. Die Einsicht, dass wir uns immer wieder kleine Ziele stecken sollten, um unserem großen Ziel – ein lebenswertes, selbstbestimmtes und bereicherndes Leben zu führen – immer näher zu rücken. Wir müssen erkennen, dass es auch für uns Schmerzkranke ganz viel zu tun gibt, nicht nur im Hinblick auf die Krankheit, sondern auch im Allgemeinen.

Wenn ich eines Tages Abschied vom Leben nehmen muss, dann möchte ich es in der Gewissheit tun, dass es – trotz aller Lebenskrisen und Einschränkungen – ein erfülltes Leben war und dass ich vieles davon erreicht habe, was ich mir vorgenommen habe und – unter diesen erschwerten Bedingungen – möglich gewesen ist. Ich schaue auf jeden Fall wieder optimistisch in die Zukunft, schmiede Pläne und verfolge weiterhin das Ziel, meine gesundheitliche Lage kontinuierlich zu verbessern.

Schlusswort

Als ich vor zwanzig Jahren die Idee für dieses Buch hatte, war mein vorrangiges Anliegen, all die Ungeheuerlichkeiten zur Sprache zu bringen, die mir im Laufe der Zeit passiert waren. Ich wollte mit Ärzten abrechnen, Patienten und Angehörige aufrütteln, die Öffentlichkeit für das Thema chronische Schmerzen sensibilisieren und mich lauthals über das Gesundheitssystem beschweren. Doch je länger ich an dem Manuskript arbeitete und je intensiver ich über meine gesundheitliche Situation nachdachte, desto mehr verschoben sich meine Ziele in eine andere Richtung. Es wurde mir mit der Zeit viel wichtiger, die Schmerzkrankheit und auch mich selbst besser zu verstehen. Ich interessierte mich für die Entstehung chronischer Schmerzen und war bemüht darum zu begreifen, welche Mechanismen und Grundeinstellungen den Schmerz verstärken und welche ihn abschwächen konnten. Es war mir wichtig herauszufinden, wie ich meinem Leben trotz des gesundheitlichen Desasters eine positive Marschrichtung geben konnte. Natürlich träumte ich auch immer davon, eines Tages ohne Schmerzen aufzuwachen. Dieser Traum hat sich ja tatsächlich erfüllt und außerdem bin ich meine unterschwellige negative Grundstimmung losgeworden, und allein das grenzt an ein Wunder.

Vermutlich werde ich niemals erfahren, was den Gesichtsschmerz damals tatsächlich ausgelöst hat. Ob u. a. die Zahnmetalle etwas damit zu tun hatten oder allein die Kieferoperationen die chronischen Schmerzen verursacht haben – was ich für wahrscheinlicher halte – wird mir niemand mit Sicherheit sagen können. Ob ich durch die Zahnextraktionen in Pyrmont oder trotz der Zahnextraktionen dort solch ein gutes Ergebnis erreicht habe, lässt sich ebenfalls schwer ausmachen, ist aber inzwischen auch nicht mehr wichtig.

2006 drängte sich eine scheinbar neue Krankheit machtvoll in mein Leben: Migräne! Der Kampf gegen eine sich übermächtig anfühlende Krankheit begann aufs Neue und brachte mich zeitweilig an die Grenze meiner physischen und psychischen Belastbarkeit.

Da ich unter einer seltenen und mittlerweile chronischen Form der Migräne, dem Syndrom des zyklischen Erbrechens, leide, gibt es auch heute noch Tage, an denen es mir sehr schlecht geht und ich verzweifeln könnte, aber ich weiß, dass dies ein vorübergehender Zustand ist. Diese Gewissheit baut mich in schlechten Phasen immer wieder auf. Ich kann mir sicher sein, dass sich die guten und die schlechten Tage abwechseln, so wie bei gesunden Menschen auch – nur deutlich häufiger und extremer. Die weitgehend beschwerdefreien Tage sind besonders kostbar, sodass ich sie in einer Weise auskoste, die für gesunde Menschen vermutlich kaum nachvollziehbar ist. Ein Tag ohne nennenswerte Beschwerden ist ein wahres Freudenfest und wird wahrhaftig zelebriert. Manchmal ganz still und zurückgezogen und manchmal lautstark und ausgelassen.

Aufgrund meiner Erfahrungen bin ich überzeugt davon, dass die beste Antwort auf eine chronische Erkrankung ein lebendiges, erfülltes und intensives Leben ist. Da mir kein anderes Leben zur Verfügung steht, richte ich mir mein Leben – auch mit den Einschränkungen meiner Erkrankung – so abwechslungsreich und schön wie möglich ein. Mein Zorn und meine Ohnmacht haben sich zum Glück im Laufe der Zeit in die Bereitschaft verwandelt, meine Krankheit/Behinderung realistisch zu betrachten und zu akzeptieren und an meiner Gesundheit mitzuwirken. Seit Januar 2020 leite ich die Migräne-Selbsthilfegruppe in Bremen, die an die MigräneLiga e. V. angeschlossen ist. Mein Buch *Migräne – mehr als nur Kopfschmerz (Leben mit chronischer Migräne und zyklischem Erbrechen)* habe ich im Juni 2019 veröffentlicht. Mittlerweile ist eine zweite überarbeitete Auflage erschienen. In diesem Selbsthilfebuch/Erfahrungsbericht widme ich mich ausführlich den Erscheinungsformen der Migräne, kläre über medizinische Behandlungen auf, widme mich den gängigen Vorurteilen und den psychosozialen sowie physischen Auswirkungen auf die Erkrankung. Das Buch ist eine bunte Mischung aus Fachwissen und eigener Erfahrung und vermittelt Tipps, die ich im Laufe der Zeit durch die Schmerztherapie in Kliniken, durch die Mitgliedschaft in Selbsthilfegruppen und eigene Recherche und Selbsterfahrung erworben habe.

Mitunter werde ich gefragt, was mich mehr beeinträchtigt hat, die chronischen Gesichtsschmerzen oder die chronische Migräne. Eine schwierige Frage. Wer ist schlimmer dran, jemand, der nicht sehen kann oder jemand, der nicht hören kann? Das ist schwer zu beantworten.

Der „Vorteil" der Gesichtsschmerzen war zweifellos, dass ich kaum Ausfälle hatte. Das heißt, ich konnte fast durchgängig arbeiten und private Verabredungen einhalten. Ich fühlte mich nicht so eingeschränkt. Der Schmerz hatte starke Auswirkungen auf meine Stimmung und meine Leistungsfähigkeit, aber er hat mich selten komplett lahmgelegt und an der Teilnahme von Aktivitäten gehindert. Das ist bei der Migräne völlig anders. Wenn es mich richtig schlimm erwischt, dann bin ich zu nichts mehr zu gebrauchen und leide bis zu 72 Stunden am Stück. Der „Vorteil" der Migräne ist – wie gesagt –, dass es Zeiten gibt, in denen es mir besser geht oder ich zumindest einen relativ erträglichen Gesamtzustand habe, sodass ich mich in diesen Zeiten beinahe gesund und durchaus sehr leistungsstark fühle. Diese gelegentliche „Auszeit" von der Migräne ist so wichtig, um sich zu regenerieren und einfach zwischendurch mal auftanken zu können. Mit meinen Gesichtsschmerzen konnte ich zwar ganz gut funktionieren, habe dafür aber durchgehend gelitten. Unterstützende Medikamente gab es nicht – zumindest wurden mir nie welche angeboten. Aus meiner heutigen Sicht grenzt das fast schon an unterlassene Hilfeleistung. Allerdings muss ich einräumen, dass man zur damaligen Zeit noch viel weniger über die Entstehung und die Behandlung chronischer Schmerzen – geschweige denn Gesichtsschmerzen – wusste.

Bei der Migräne kann der Leidensdruck von Anfall zu Anfall ganz unterschiedlich sein, aber im Vollbild der Migräne ist der Schmerz bzw. die Übelkeit mitunter nahezu unerträglich! Von Vorteil ist, dass es gute Akutmedikamente und Prophylaxen gibt, um die Migräne zu behandeln. Aber auch wenn die Schmerzspitzen genommen werden, läuft die Migräne im Hintergrund weiter und sorgt dafür, dass wir uns häufig stark angeschlagen fühlen. Außerdem gerät man bei chronischer Migräne sehr schnell in den Medikamentenübergebrauch, da man nur an zehn Tagen im Monat Triptane und Schmerzmittel einnehmen sollte. An zwanzig Tagen sollte man die Migräne unbehandelt überstehen. Das gelingt mir mit meiner speziellen Migräneform bedauerlicherweise äußerst selten. Durch den Übergebrauch der Medikamente kann es passieren, dass zusätzlich Schmerzen (in meinem Fall: Übelkeit) ausgelöst werden. Ich mache daher regelmäßig Medikamentenpausen, um diesem Umstand entgegenzuwirken und meinem Nervensystem die Möglichkeit zu geben, sich zu erholen. Ich habe vor Kurzem neun Wochen auf Triptane verzichtet. Das ist gewiss kein Zuckerschlecken, aber es ist machbar!

Ich bedanke mich ganz herzlich bei all den lieben Menschen, die mich auf meiner Reise durch den Schmerz begleitet haben. Wo wäre ich heute ohne euch?

Ich kann jedem Betroffenen nur immer wieder ans Herz legen, sich an medizinischem Fachwissen zu orientieren, selbst zum Experten für die eigene Krankheit zu werden und sich mit anderen Betroffenen zu vernetzen. Gemeinsam ist vieles leichter zu ertragen! Ich wünsche allen Schmerzkranken, dass sie sich nicht unterkriegen lassen und ein entsprechendes Behandlungskonzept finden, mit dem sie die Schmerzkrankheit besser in den Griff kriegen. Ich hoffe, dass sie das Glück haben, Menschen um sich zu haben, die ihnen beistehen.

Vielfältige Unterstützung und ein angemessener Umgang mit der Krankheit ist das A und O! In erster Linie müssen wir allerdings für uns selbst einstehen und gut für uns sorgen – wer soll es sonst tun? Andere Menschen können uns hilfreich zur Seite stehen und uns die Hand reichen – doch wir müssen auch zugreifen und bereit sein, Eigenverantwortung zu übernehmen, unser Verhalten anzupassen und Veränderungen zuzulassen.

Es ist unmöglich, die Einstellung zu sich und zur Schmerzerkrankung von einem Tag auf den anderen radikal zu verändern. Es ist ein langwieriger Prozess, der viel Geduld und Zeit in Anspruch nimmt. Ich habe mich anfangs massiv dagegen gesträubt, die Krankheit anzunehmen, denn ich war wütend, verzweifelt, fassungslos und mitunter wie gelähmt. Es gelang mir erst ganz allmählich, mich mit der Krankheit auf eine Weise zu arrangieren, dass sie mir nicht mehr so viel Angst einjagte und ich mich nicht mehr so schrecklich ausgeliefert fühlte. Und es dauerte noch länger, bis ich mich traute, mir das aktive, selbstbestimmte Leben zurückzuerobern – dieser Prozess hält bis heute an.

Ich wünsche allen Schmerzgeplagten eine fundierte Schmerzbehandlung sowie eine effektive Auseinandersetzung mit der Schmerzerkrankung, die mit der Zeit hoffentlich zu einer besseren Gesundheit und deutlich mehr Wohlbefinden führt. Viel Glück und Erfolg!

Verwendete Quellen

Schmerzbewältigung:

C. Besser-Siegmund, Sanfte Schmerztherapie mit mentalen Methoden, Econ Verlag, Düsseldorf 1989

E. Scarry, Der Körper im Schmerz, S. Fischer Verlag, Frankfurt am Main, 1992

D. B. Morris, Geschichte des Schmerzes, Suhrkamp Verlag, Frankfurt am Main und Leipzig, 1994

G. Leibold, Schmerzen lindern, Dr. W. Joop Verlag, Wiesbaden, 1994

M. Backhaus, Natürlich schmerzfrei, Verlagsunion P. Moewig KG, Rastatt, 1996

D. Kalinke/K. Haak, Schmerzbewältigung, Falkenverlag, Niederhausen, 1996

H. C. Diener/C. Maier, Das Schmerz Therapie Buch, Urban & Schwarzenberg/Fischer, München, 1997

L. Juchli, Wohin mit meinem Schmerz?, Herder Verlag, Freiburg im Breisgau, 1999

S. Husebo, Was bei Schmerzen hilft, Herder Verlag, Freiburg im Breisgau, 1999

C. Matthews Simonton, Wieder gesund werden, Rowohlt Taschenbuch Verlag, Reinbek bei Hamburg, 2001

Störungen im Zahn- und Kiefergebiet:

E. Ebm, Gift im Mund, Medizin & Neues Bewusstsein Verlags GmbH, Wessobrunn, 1985

S. Ziff, Amalgam – die toxische Zeitbombe, Bastei Lübbe Verlag, Bergisch Gladbach, 1997

M. Daunderer, Amalgam, ecomed Verlag, Landsberg, 1998

R. Mieg, Krankheitsherd Zähne, Ehrenwirth Verlag GmbH, München,1999

J. Mutter, Amalgam, Waldhausen Verlag, Weil der Stadt, 2000

A. Benedde, Amalgam, Vorsicht Gift, Zenit Verlag, München, 2001

Buchempfehlungen

Busch/May, Kopf- und Gesichtsschmerzen, Urban und Fischer Verlag, München, 2002

Hugger/Göbel/Schilgen, Gesichts- und Kopfschmerzen aus interdisziplinärer Sicht, Herausgeber: Springer, 2006

H. Kares/H. Schindler/R. Schöttl, Der etwas andere Kopf- und Gesichtsschmerz (CMD) Herausgeber: ICCMO-Deutschland, 2007

B. Schmitz, Der Schmerz ist die Krankheit, Rowohlt Verlag, Reinbek bei Hamburg, 2016